Mit Wildkräutern gegen den Krebs

Grüne Smoothies Rezepte und Leckereien

von

Dr. h.c. Peter Echevers H.

„Mit Wildkräutern gegen den Krebs" Erstveröffentlichung 2016
Lektorat: PSE Ltda. Rio de Janeiro
Verlag: LULU Press Enterprises
© Cover-Gestaltung Dr. Peter Echevers H.
© Dr. h.c. Peter Echevers H., Rio de Janeiro
E-Book: ISBN 978-1-326-73148-9
Create Space
Paperback: ISBN-13: 978-1-535-19186-9
                      ISBN-10: 1535191864

Widmung

Meinem Freund Peter Brauweiler gewidmet, der sich schon vor dreißig Jahren gegen die Krebsindustrie erfolgreich auflehnte und seinen Krebs durch eiserne Disziplin, rigorose Umstellung seines Lifestyles und seiner Ernährung besiegte.

Index

Gedanken zum Buch

Lieber Leser,

um es gleich vorweg zu sagen, ich bin kein Guru, kein Prophet, kein Wunderheiler, kein Gesundheitsapostel und möchte auch nichts dergleichen werden. Ich bin Schriftsteller aus Leidenschaft – also auch kein Mediziner. Nichts, was Sie in diesem Buch lesen werden, kann oder soll Ihnen die Entscheidung abnehmen, einen Arzt oder Heilpraktiker aufzusuchen oder es bleiben zu lassen.

Von allen Seiten hören wir immer öfter, dass wir uns falsch ernähren, dass uns unsere Art zu leben – unser Lifestyle wie man heute sagt – auf lange Sicht umbringt. Überall mahnende Zeigefinger!

Die Aussagen werden noch drastischer, ist man erst einmal mit der Diagnose Krebs konfrontiert.

„Selbst schuld!"

„Ich habe Dich immer gewarnt!"

„Du hast ja nie hören wollen!"

Und vieles mehr. Ist man erst einmal in der Situation, wird es Tage, wenn nicht Wochen dauern, bis wir wieder klar denken und entscheiden können. Die einen geben sich in die Hände der Krebsindustrie und hoffen, dass die Chemie das Problem irgendwie löst, andere wiederum krempeln ihr Leben völlig um und landen irgendwann in Krebsforen, wo man ganz gewiss auch über grüne Smoothies sprechen hören wird.

Smoothies, das ist das Thema des Buches. Grüne Smoothies hauptsächlich aus Wildkräutern, wie sie zu Smoothies verarbeitet und genossen werden.

Ja es geht um leicht anwendbare Wildkräuter, die sich zu Smoothies verarbeiten lassen und so täglich genossen werden können. Bei meinem Bestreben, ‚Altes Wissen' zu erhalten und zu konservieren, bin ich auf diese Wildkräuter gestoßen, die krebskranken Menschen das Leben gerettet oder zumindest verlängert und wieder lebenswert gemacht haben.

Hier und da erlaube ich mir einen Ausreißer und lasse Sie andere erlaubte Köstlichkeiten erleben oder befasse mich mit der einen oder anderen Materie etwas gründlicher.

Picken Sie sich Ihre Rosinen aus diesem Buch, lernen Sie, erfinden Sie dazu, erkennen Sie einen Weg, der ihren Körper unterstützt und gesunden lässt.

Viel Freude bei der Lektüre

Dr. h.c. Peter Echevers H.
Sachbuchautor

Mit Wildkräutern gegen den Krebs

Wenn ich davon ausgehe, dass unsere Mutter Natur auf diesem Planeten einen Erfahrungsschatz von etwa 4,7 Milliarden Jahren hat, muss ich davon ausgehen, dass sie kein Lebewesen den Gefahren dieses Lebensraums Erde aussetzt, ohne es ausreichend zu versorgen. Was machte es für einen Sinn, eine Kreatur zu schaffen, der es dann an der überlebenswichtigen Nahrungsquelle mangelte? Selbst die großen Aras wissen, wenn sie sich an einer bestimmten Beere überfressen haben, wo sie einen Schlamm auftreiben, der ihnen bei den zu erwartenden Bauchschmerzen helfen wird.

Mutter Natur denkt nicht in ‚Arzneimitteln', sondern eher in ‚Nahrungsmittel für folgende Gegebenheit'. Für alle auch nur erdenkliche Situation hat sie entsprechend vorgesorgt. Sonst würde es keinen Sinn machen, die Kreatur auf diesem Planeten freizulassen, müsste die Natur davon ausgehen, dass sie bei ‚Bauchschmerzen' schon sterben müsste. Die Spezies wäre zum Untergang verurteilt, noch ehe eine zweite Generation herangewachsen war.

War den Menschen vor ein paar Generationen noch bekannt, was auf den Wiesen für sie heranwuchs, so ist dieses Wissen heute in Vergessenheit geraten, die Wiesen wurden zerstört, man bevorzugt ‚englischen Rasen'. Die Menschen, die noch um die Kräuter wussten, wurden als Hexer und Hexen ins Feuer geschickt.

Erst langsam scheint – unterstützt durch ein Heer von Ethnobotanikern – das ‚Alte Wissen' wieder ausgegraben zu werden. Und hören wir nicht fast jeden Tag, dass irgendein totgeglaubter Mensch seine schwere Krankheit durch ein paar Wiesenkräuter, einen Tee, eine nicht nur im hinteren Himalaya vorkommende Wurzel – wieder stabilisieren konnte und sich – allen Wissenschaftlern zum Staunen – wieder bestens wohlbefand und auf Freiers Füßen wandelte?

Von so einem Menschen habe ich auch gehört. Er heißt Ralf Brosius. Er hatte Krebs im Endstadium – und zwar Lungenkrebs. Die Ärzte konnten nichts mehr für ihn tun, er tat es ganz allein für sich und freut sich heute bester Gesundheit. An diesem Wissen wollen wir teilhaben und was ich darüber finden konnte, habe ich für Sie zusammengetragen:

Starnberg im Jahr 2006 - Seine Diagnose kam einem Todesurteil nahe. Ralf Brosius hatte Lungenkrebs im Endstadium. Heute fühlt sich der Starnberger kerngesund – dank der Umstellung seiner Ernährung, die vor allem auf Rohkost und Wildkräutern beruht.

Eines Tages im Dezember 2006 erfährt Ralf Brosius, er hat Lungenkrebs – im Endstadium. In der Gautinger Lungenklinik entfernen die Ärzte die Hälfte eines Lungenflügels und einen Lymphknoten. Der Krebs hatte bereits gestreut. An Heiligabend wird der 54-Jährige entlassen, mit der Empfehlung, sich einer Chemotherapie zu unterziehen. Nach Erfahrung der Onkologen sterben bei dieser Diagnose 70 Prozent der Erkrankten innerhalb von drei Jahren. *„Es war eine Minute vor zwölf"*, beschreibt Brosius seine Situation.

Heute, genau drei Jahre nach seiner Entlassung, ist Brosius beschwerdefrei, alle Bluttests fallen negativ aus. *„Die Sache ist ausgestanden"*, ist er sich sicher. *Er hat nicht nur überlebt, sondern fühlt sich kerngesund und verjüngt. „Du schaust aus wie das blühende Leben"*, sagen ihm Freunde. *Tiefe Lachfalten zeugen von seiner positiven Einstellung zum Leben.*

Seine Heilung erklärt sich der Starnberger mit seinem Ernährungswandel. Weil Chemotherapie für ihn nicht infrage kommt, besucht er drei Tage nach seiner Entlassung den ayurvedischen Arzt Dr. John Switzer in Feldafing. Gemeinsam legen sie einen Therapieweg zurecht, der vor allem auf der kompletten Umstellung der Ernährung beruht. Die ersten Tage widmet sich Brosius der Entgiftung seines Körpers: Kaltgepresstes Kokosöl, erwärmt und mit Zimt abgeschmeckt, Gemüsebrühe, Kräutertees mit Heilerde. Später stellt er seine Ernährung fast ausschließlich auf Rohkost um.

Am wichtigsten ist für ihn der „Wildkräuter-Energie-Cocktail".

Vor zehn Jahren entdeckte Dr. Switzer die heimischen Wildkräuter, statt diese aus Indien zu importieren. „1500 Wildkräuter gibt es in Europa", sagt er. *„Sie sind unsere Urnahrung."* Der Ayurveda-Arzt experimentierte, verschrieb die Cocktails seinen Kurpatienten. Mit Erfolg: *„Sie schlafen besser, ihre Stimmung hebt sich, ihr Immunsystem ist gestärkt."* Die Kräuter seien kein Allheilmittel gegen schwere Krankheiten, betont der Mediziner. Dennoch ist er überzeugt von ihrer Urkraft.

„Sie haben fünf- bis 20-mal mehr Wirkstoffe als angebautes Gemüse." Der Ackerboden sei ausgelaugt.

Der Kreativität für die Wildkräutercocktails sind keine Grenzen gesetzt: Brosius püriert Brennnesseln, Spitzwegerich, Ackerschachtelhalm oder Giersch mit Früchten, im Winter kommt Blattgemüse wie Mangold, Grünkohl oder Wirsing hinzu. Der Cocktail ist dunkelgrün, leicht bitter und fruchtig. Mittags gibt es dann Salat mit Keimsprossen, die er selbst anpflanzt. Er knabbert vor allem Hanfsamen und Nüsse, isst Müsli mit Reismilch und eben Rohkost in allen Varianten. Auch wenn er anfangs „extreme Entzugserscheinungen" hatte, hat sich Broisus längst mit dem neuen Ernährungsplan arrangiert, ist sogar begeistert von dem Reichtum: „Es ist, als ob man erst nur durch ein Schlüsselloch schaut. Dann macht man die Tür auf und sieht eine Vielfalt an Kombinationen."

Fühlt sich heute kerngesund: Seinen Sieg gegen den Krebs hat Ralf Brosius nach eigenem Bekunden den Wildkräutern und seiner neuen Ernährung zu verdanken. Brosius will seine Erfahrungen an Betroffene weitergeben. Seit seinem Auftritt im Dezember 2009 im „Nachtcafé" des SWR erhält er oft Anfragen von Menschen, die sich für die alternative Heilweise interessieren. Inzwischen sind Arzt und Patient Partner, geben Seminare, veranstalten Wildkräuterwanderungen und Kochkurse und stellen die „Wildkräuter-Smoothies" auf Messen vor.

Wildkräuter

Es muss nicht immer die eine kleine seltene Wurzel aus dem Himalaya sein, oder die Blätter eines afrikanischen Baumes, die man in Europa so gut wie gar nicht bekommt. Mutter Natur hat auch für den Europäer den Tisch reich gedeckt. Ihre Wildkräuter wachsen gratis vor unserer Tür, auf unseren Wiesen, an den Hängen, im Wald und im Gebirge. Sie sind vollgepackt mit Nährstoffen und stellen unsere Kulturpflanzen wie etwa Salat und Gartenkräuter in puncto Vitamin- und Mineraliengehalt locker in den Schatten. Sie sind die wildesten und vielleicht auch interessantesten Zutaten im Grünen Smoothie: Die Rede ist von Brennnessel, Vogelmiere, Sauerampfer, Löwenzahn & Co – weiter unten biete ich eine Liste von fast 30 Kräutern an mit dem entsprechenden Smoothie-Rezept.

Gut gemeinte Ratschläge, wenn es um Wildkräuter geht:

Verwenden Sie nur die Wildkräuter, die sie sicher bestimmen können. Im Zweifel machen Sie sich anhand von Literatur und Fotos fachkundig.

Eine Handvoll Wildkräuter TÄGLICH ist absolut ausreichend Es handelt sich hierbei um hochangereicherte Heilpflanzen.

Meiden Sie Monokultur, öfter zwischen den vielen vorhandenen Wildkräutern wechseln

Für die Lagerung empfehle ich ein feuchtes Küchentuch, darin eingewickelt können Wildkräuter mehrere Tage im Kühlschrank aufbewahrt werden.

Hinweise für die Zubereitung von Smoothies aus Wildkräutern:

Die erzielte Menge (+/- 1 Liter) richtet sich danach, wie viel Wasser man hinzugibt. Wer den Grünen Smoothie dickflüssiger mag, fügt weniger Wasser hinzu. Soll er möglichst flüssig sein, mindestens sollte man aber 400-500 ml Wasser verwenden.

Da die meisten Wildkräuter extrem faserig sind und sehr starke Zellwände haben, empfehle ich die Zubereitung von Wildkräuter-Smoothies mit einem leistungsstarken Mixer. Für einen herkömmlichen Küchenmixer ist es nahezu unmöglich, die Wildkräuter-Zellulose so aufzubrechen, dass der Smoothie wirklich cremig wird. Es verbleiben kleine Stückchen, die sich nicht richtig mit den Früchten vermischt haben. Auf jeden Fall ein geschmacklicher Nachteil. An einen simplen Stabmixer braucht man gar keine Gedanken zu verschwenden.

Hier fünf absolut taugliche Geräte, wobei ich beim ersten - dem preiswertesten - Abstriche machen musste. Es sprengt damit zwar längst den Rahmen eines Expertenbeitrages, aber es wird Ihnen die Suche erleichtern und möglichen Kummer ersparen.

JTC Omniblend V

Drehzahl: bis zu 38.000 U/min

Leistung: 3 PS Motorenleistung, 950 W Messerleistung

Garantie: 5 Jahre

Außerdem: 3 Geschwindigkeitsstufen, 1,5 oder 2l Aufsatz aus BPA-freiem Kunststoff, 6 Klingen-Kombi-Messer für Nass- und Trockenmixgut, läuft bei Mixgut mit wenig Flüssigkeit jedoch schnell heiß und schiebt es an den Seiten hoch, so dass man es ständig wieder runterkratzen muss.

Super G

Drehzahl: bis zu 32.000 U/min

Leistung: 1.200 W Messerleistung

Garantie: 5 Jahre

Außerdem: 8 Geschwindigkeitsstufen, 4 Programme für Smoothies, Suppen, etc., robuste Bauweise, 1 großer Behälter für Nass- und Trockenmixgut

Revoblend RB 500

Drehzahl: 38.000 U/min

Leistung: 1.500 W

Garantie: 10 Jahre

Außerdem: Kipp- und Drehschalter für eine einfache Bedienung (dem Vitamix nachempfunden), 2l Standard-Becher, mixen nur mit Flüssigkeit empfohlen

Bianco Puro 4

Drehzahl: 14.000-32.000 U/min

Leistung: 2 PS Motorenleistung, 1.680 W Messerleistung

Garantie: 5 Jahre auf den Motor, 2 Jahre auf den Behälter

Außerdem: Stampfer mit Temperaturmessung, herausragendes Design, Display, 6 Automatik-Programme plus stufenlos verstellbare Geschwindigkeit, extra Nass- und Trockenbehälter

Vitamix TNC 5200

Drehzahl: 38.000 U/min

Leistung: 1.000-1.200 W

Garantie: 7 Jahre

Außerdem: Kipp- und Drehschalter für eine einfache Bedienung, stufenlose Geschwindigkeitsregelung, 2l Nassschneide-Becher, optional 0,9l Trockenmixbecher, lange bewährte Qualität

Blendtec Total Blender

Drehzahl: 28.000 U/min

Leistung: 1.500 W

Garantie: 3 Jahre

Außerdem: mit Display, 6 Programmtasten, schickes, zeitloses Design, 1 Mixbecher für Nass- und Trockenmixgut

Generell immer wieder die Frage: Braucht man tatsächlich einen Hochleistungsmixer? Oder kann es z.b. auch ein Küchenmixer oder eine Multifunktionsküchenmaschine sein?

2 Gründe sprechen für Hochleistungsmixer bei Smoothies:

1. Magen- und Darm schonend und damit gut für die Immunabwehr. Vor allem bei empfindlichen Menschen empfehle ich aber Hochleistungsmixer, da auch Wildkräuter mit festem Blattgrün so fein püriert werden, dass die Inhaltsstoffe und vor allem das Chlorophyll im Grünen Smoothies vom Körper innerhalb kürzester Zeit aufgenommen werden. Daher rührt das angenehm leichte, unbelastete, energiegeladene Gefühl, von dem immer wieder berichtet wird. Ist dies nicht der Fall (bei geringerer Drehzahl, wenn in sich geschlossene Pflanzenteile im Smoothie erhalten bleiben, kann es bei empfindlichen Menschen zu Blähungen kommen. Die physikalische Aufschlüsselung des Blattgrüns ist essentiell wichtig. Denn die Immunabwehr "wohnt" im Darm. Ist der Darm entlastet, verbessert das nicht nur die Immunabwehr, sondern auch die Konzentration, das

Wohlbefinden. Der Körper hat dafür einfach mehr Energie frei. Energie, die sonst das Aufspalten der Zellstrukturen bindet.

2. Ich liebe Geräte, die für ihre Funktion optimal konstruiert sind. Das vermeidet Fehleranfälligkeit. Ich hatte einmal ein Fax, das konnte kopieren, scannen und E-Mails verschicken – leider war es unerträglich langsam. Es gibt Küchengeräte, die mixen, backen und kochen. Dennoch: Echte Alleskönner haben nach meiner Erfahrung meist einen Haken. Und wenn es der Preis ist. Oder superteure Ersatzteile. Dann lieber einen echten Könner seines Faches, der seine Aufgabe optimal löst: z.b. Blattgrün optimal aufschlüsselt.

Hier nun die ersten fünf Rezepte mit Wildkräutern – sozusagen zum Eingewöhnen

Wildkräuter mit Birne

Eine traumhafte Kombination zwischen süßen Birnen und wilden Kräutern. Dazu die ätherischen Öle von Zitrone und Orange. Deshalb unbedingt mit Schale mitverwenden und dabei unbedingt auf Bio-Qualität achten:

1 Handvoll Wildkräuter (Brennnessel, Malve, Vogelmiere)

1 kleine Banane

2 süße Birnen

1/4 Avocado

1 Scheibe Zitrone

1/4 Orange mit Schale

Wasser nach Geschmack

Wildkräuter mit tropischen Früchten

Gleich drei Wildkräuter aus unseren Gefilden mischen sich unter tropische Früchte. Die Maracuja spielt dabei die Hauptrolle und balanciert süßlich-sauer den grünen, erdigen Geschmack wilder Natur.

1 Handvoll Vogelmiere

1 Handvoll Brennnessel

1 Handvoll junge Lindenblätter

1 Zweig Minze

1-2 Maracuja

1 Banane

2 kleine Äpfel

1 Scheibe Ananas (2-3cm)

Saft einer Orange

Wasser nach Geschmack

Heimische Taubnessel mit exotischen Früchten

Die Taubnessel unterscheidet sich von der Brennnessel vor allem dadurch, dass sie nicht brennt. Je nach Blütenfarbe variiert sie in ihrem typisch erdigen Nessel-Geschmack leicht. Die hier verwendete weiße Taubnessel verleiht einen Hauch von Nektar, der perfekt zu den exotischen Früchten und der Chili-Schärfe dieses Grünen Smoothies passt.

3-5 Taubnesseln

2 Handvoll Spinat oder Mangold

2 Esslöffel frischer Koriander

1 cm frische Chilischote

½ Avocado

2 kleine Äpfel

2 Maracuja

¼ Zitrone mit Schale

Saft einer Orange

Wasser nach Geschmack

Wildkräuter für den zaghaften Hans

Löwenzahn schmeckt bitter – richtig bitter. So bitter, dass erstens ein paar Löwenzahnblätter im Grünen Smoothie ausreichend sind und zweitens dieses wertvolle Heilkraut süße Gegenspieler braucht. Hier optimal durch Banane, Birne und Datteln – am besten Medjool-Datteln – gelöst. So schmeckt es auch dem zaghaften Hans.

1 Handvoll Löwenzahn (Blüten und Blätter)

2 Handvoll Feldsalat

1 Bund Petersilie

1 Scheibe Ananas (2-3cm)

2 Äpfel

1 Birne

1 Banane

2 Datteln

½ cm Ingwer

Wasser nach Geschmack

Wildkräuter mit Kirschblüten

Alle Baumblüten von Bäumen, die essbare Früchte tragen, sind ebenfalls essbar. Wer das weiß, nimmt die aromareiche Baumpracht gerne im Grünen Smoothie auf. Wir haben die blumig-süß schmeckende Kirschblüten verwendet – allein ihre Ästhetik auch als Deko oben auf verführt zum Smoothie trinken. Dazu passt die Eleganz der Mispeln mit süß-säuerlichen und frischen Noten.

1 Handvoll Vogelmiere

8-10 Kirschblüten

2 Handvoll Spinat

2 vollreife Birnen

2 vollreife kleine Bananen

2-3 Mispeln

Wasser nach Geschmack

Brennnesselfrüchte

„Wiesen-Viagra" werden die Brennnesselfrüchte (Fructus Urticae) oft scherzhaft genannt. Seit Ovid werden die an sich unscheinbaren Brennnesselsamen als Aphrodisiakum geschätzt. Der Dichter empfahl zu diesem Zweck eine heiße Kombination aus Brennnesselsamen und Pfeffer im Verhältnis 1:1.

Jetzt ist Erntezeit: Von Ende August bis in den Oktober finden wir überall reich tragende Brennnesseln. Selber ernten lohnt sich. Man kann sie zwar auch im Internet bestellen, aber das ist eher kostspielig.

In Grünen Smoothies stellen Brennnesselsamen als Vitalbooster eine wertvolle Bereicherung dar – und zwar nicht nur für Männer. Außerdem sorgen sie für starkes und glänzendes Haar.

Sie enthalten:

25% – 33% Prozent Öl

74% bis 83% Linolsäure

ca. 0,9% Linolensäure

Tocopherol (Vitamin E): geschätzt als Radikalfänger

Schleimstoffe

Carotinoide wie ß-Carotin und Lutein: beides anerkannte Wirkstoffe zur Erhaltung der Sehkraft und zur Vorbeugung gegen Makula-Degeneration.

Brennnesselsamen schmecken angenehm nussig. Beim Schlucken kratzen sie aber gern im Hals, weshalb es sich empfiehlt, sie im Mixer aufzuschlüsseln und dann sofort frisch zu verarbeiten. Zum Beispiel im

Grünen Smoothie

Pesto & Aufstrich

Risotto & Quiche

Auflauf

Gebacken in Brot

Hier eine Aufzählung von bei uns in Europa heimischen Wildkräutern. Im Anschluss finden Sie zu jedem Wildkraut

31

passend ein Smoothie-Rezept. Nach dem ersten Ausprobieren, werden Sie bestimmt bald selbst experimentieren und herausfinden, was Ihnen am besten schmeckt. Als Krebspatient mit dem Willen, sein Leben und seine Ernährung umzustellen, haben Sie mit diesen Wildkräuter-Smoothies direkt von Mutter Natur ein paar gewaltige Waffen in der Hand, die Ihnen täglich helfen werden, den Krebs zu besiegen und Ihren Körper wiederherzustellen. Hier die Kräuter:

Ackerschachtelhalm

Bachbunge

Baldrian

Beifuß

Beinwell

Breitwegerich

Brennnessel

Brombeere

Brunnenkresse

Dost

Echtes Labkraut

Gänseblümchen

Gänsefingerkraut

32

Gerstengrassaft

Giersch

Gundermann

Himbeere

Hopfen

Löwenzahn

Lungenkraut

Mädesüß

Malve

Palmkohl

Pfefferminze

Ringelblume

Sauerampfer

Spitzwegerich

Vogelmiere

Walderdbeere

Weißer Gänsefuß

Weizengrassaft

Wiesen-Bärenklau

Ackerschachtelhalm und das Smoothie-Rezept

Der Ackerschachtelhalm ist so etwas wie ein Geheimtipp unter den Wildkräutern für das Anti-Aging. Insbesondere aufgrund des hohen Anteils an Kieselerde soll er nicht nur eine sehr positive Wirkung auf das Bindegewebe haben.

Allgemeine Informationen:

Wissenschaftlicher Name: Equisetum arvense

Pflanzenfamilie: Schachtelhalmgewächse / Equisetaceae

Sammelzeit: Die Blätter können zwischen April und August gesammelt werden

Orte: Diese Wildkräuterart wächst in Europa und Nordasien und ist generell im Flachland, auf Sand oder Lehmböden weit verbreitet. Man findet sie auf Feldern, Wiesen, Äckern, an Böschungen und Wald-, Wiesen und Wegesrändern.

Inhaltstoffe: Insbesondere Kieselsäure (10%), aber auch Saponine, Flavone (Kampferol-, Quercetinglykoside), Calcium, Kalium, Magnesium

Verwendete Pflanzenteile: Blätter oder auch die jungen Pflanzentriebe.

Besonderheiten:

Der essbare Ackerschachtelhalm darf keine braunen Stellen haben. Sie sollten sehr genau darauf achten, denn braune Stellen können ein Hinweis darauf sein, dass der Schachtelhalm leicht giftig ist. Hat man das im Blick, kann es auch nicht zu einer Verwechslung mit dem giftigen Sumpf-Schachtelhalm kommen.

Tipps für den Grünen Smoothie mit Ackerschachtelhalm

Obwohl Ackerschachtelhalm am häufigsten im Tee verwendet wird, kann er selbstverständlich auch als Zutat für einen Grünen Smoothie verzehrt werden. Hierbei dürfen sich die Smoothie-Fans auf ein herb-waldiges Aroma einstellen.

Eigenschaften:

Dem Ackerschachtelhalm sagt man generell blutreinigende, blutstillende, harntreibende, immunstimulierende und entzündungshemmende Eigenschaften nach. Zudem versorgt er den menschlichen Körper mit Mineralien und kann dadurch die Straffung des Gewebes verbessern und positive Auswirkungen auf die menschliche Haut, die Haare oder auch die Fingernägel haben.

Anwendungsbereiche:

Ackerschachtelhalm soll in erster Linie gegen Rheuma helfen und als sehr gutes Mittel zur Kräftigung und Stärkung der Blasenfunktion eingesetzt werden können.

Darüber hinaus können weitere Anwendungsgebiete sein: Blutungen, Durchblutungsstörungen, bei einer schwachen Menstruation, Nierenschwäche, Frostbeulen, Cellulite, Krampfadern, Ödeme, Wunden und Hautentzündungen.

Das Wildkraut sollte für Kinder unzugänglich aufbewahrt werden und aufgrund unzureichender Erfahrungen ohne ärztlichen Rat bei Kindern unter 12 Jahren auch nicht angewandt werden. Auch bei Herzbeschwerden, Nierenerkrankungen oder Leiden, bei denen eine Steigerung der Harnmenge unerwünscht ist, soll es wohl nicht herangezogen werden.

Smoothie-Rezept mit Ackerschachtelhalm

2 Hand voll Ackerschachtelhalm und Löwenzahn

1/2 Papaya

1 Hand voll Erdbeeren

1 Kiwi

1 Orange

1/4 Bio-Zitrone

1 kleines Stück Ingwer

Wasser oder Eiswürfel immer nach eigenem Geschmack

Bachbunge und das Smoothie-Rezept

Eine besonders vitaminreiche Wildkräuterart ist die Bachbunge, auch Bach-Ehrenpreis genannt.

Allgemeine Informationen

Wissenschaftlicher Name: Veronica beccabunga

Pflanzenfamilie: Braunwurzgewächse / Scropholariaceae

Sammelzeit: Die Bachbunge kann in den Monaten März bis Juni gesammelt werden.

Orte: Sie wächst bevorzugt in Wassernähe und ist daher häufig an Bachufern, Seen, Teichen oder feuchten Gräben zu sehen.

Inhaltstoffe: Vitamin C, Bitterstoffe, Gerbstoffe, Gerbsäure, Ätherisches Öl, Glycoside, Flavonoide

Verwendete Pflanzenteile: Blätter, Blüten

Tipps für Grüne Smoothies mit Bachbunge

Die Bachbunge ist sehr reich an Vitaminen und daher natürlich ein gern gesehener Gast in Grünen Smoothies. Insbesondere auch in Kombination mit anderen Wildkräuterarten wie der Pfefferminze oder dem Spitzwegerich ist sie ein guter Chlorophyll-Lieferant. Sie hat einen leicht bitteren, scharfen, würzigen Geschmack. Bitte waschen Sie die Bachbunge aufgrund ihrer Standorte vor dem Verzehr sehr gut.

Neben der Verwendung in Grünen Smoothies wird die Bachbunge auch für Salate, in Kombination mit Gemüse oder auch in Pesto verwendet. Ein sehr leckerer Wildkräutersalat kann beispielsweise zusammen mit Brennnessel, Löwenzahn, Gundermann und Brunnenkresse angerichtet werden.

Eigenschaften

Der Bachbunge wird nachgesagt, dass sie schleimlösend, entwässernd, blutreinigend, entgiftend, den Cholesterinspiegel senkend und schweißtreibend wirkt.

Anwendungsbereiche

Sie soll bei Appetitlosigkeit, Asthma, Frühjahrsmüdigkeit (Stoffwechselregulierung), Fieber, Husten, Lungenproblemen, Verdauungsschwächen, Verstopfung, Blasensteinen und Zahnfleischblutungen helfen.

Smoothie-Rezept mit Bachbunge

2 Hand voll Bachbunge

1 Hand voll Wildkräuter oder Salat nach Wahl

1 Apfel

1 Banane

1/2 Salatgurke

1 Hand voll Trauben

1/4 Bio-Limette mit Schale

4 Aprikosen

1 kleines Stück Ingwer

Wasser oder Eiswürfel immer nach eigenem Geschmack

Baldrian und das Smoothie-Rezept

Nicht nur allgemein für Grüne Smoothies, sondern insbesondere auch für die stressigen Zeiten im Lebens-Alltag empfehlen wir die besänftigende Wildkräuter-Art Baldrian mit ihren zart duftenden Blüten.

Allgemeine Informationen

Wissenschaftlicher Name: Valeriana officinale

Pflanzenfamilie: Baldriangewächse / Valerianaceae

Sammelzeit: Die Blätter können von Mai bis September, die Blüten insbesondere in den Sommermonaten Juli und August und die Wurzeln im Oktober gesammelt werden.

Orte: Der Baldrian bevorzugt sonnige bis halbschattige Ort und wächst auf feuchten, humusreichen Wiesen, in Uferzonen und an Wald oder Wegesrändern. Baldrian ist auch in privaten Gärten zu finden. Dort ist er sehr anspruchslos und verbreitet sich durch Ausaat leicht von selbst.

Inhaltsstoffe: Ätherische Öle, Baldriansäure, Harz, Bitterstoffe, Gerbstoffe, Sesquiterpene, Arnikaflavon, Valerensäure, Alkaloide

Verwendete Pflanzenteile: Blätter, Blüten, Wurzeln

Besonderheiten

Außergewöhnlich ist sicherlich der zarte Duft seiner Blüten. Die Pflanze riecht angenehm beruhigend, ohne dabei aber müde zu machen. Seine Wurzeln werden sogar in der Medizin verwendet. Oft sind die Baldrian-Mittel auch mit anderen Heilpflanzen kombiniert, wie z.b. mit Hopfen, Melisse oder einer Passionsblume.

Tipps für Grüne Smoothies mit Baldrian

Für unsere Smoothies empfehlen wir neben den Blättern auch die Verwendung der rohen, ungewaschenen Blüten. Diese sind zwar etwas exotisch im Geschmack, jedoch sehr originell mit einem köstlichen Aroma.

Eigenschaften

Baldrian ist aufgrund seiner Eigenschaften sehr bekannt. So soll er beispielsweise herzberuhigend, entspannend, nervenstärkend, konzentrationsfördernd, krampflösend, und Schlaf-fördernd wirken.

Anwendungsbereiche

Dem Baldrian wird nachgesagt, dass er in zahlreichen Situationen von Schlafstörungen, Nervosität und vielen psychosomatisch bedingten Problemen eine positive Wirkung haben kann. So gibt es den Baldrian in Form von Tee, Tabletten, Tinkturen oder auch als Pulver zu kaufen. Gegen Blähungen, Darm- oder Magenkrämpfe, Entzündungen,

Gallenbeschwerden, Gastritis, Kopfschmerzen, Migräne, Rückenprobleme, Schilddrüsenüberfunktionen, Schlafstörungen, Prüfungsangst oder Neurodermitis soll er helfen können.

Smoothie-Rezept mit Baldrian

1 Hand voll Baldrianblätter

1 Baldrian-Blüte

1 Hand voll Salat nach Wahl

1 Orange

1 Birne

1/4 Ananas

Wasser oder Eiswürfel immer nach eigenem Geschmack

Beifuß und das Smoothie-Rezept

Beifuß, auch gerne als die "Mutter aller Kräuter" bezeichnet, soll schon vor Hunderten von Jahren gegen zahlreiche Frauenbeschwerden und Verdauungsprobleme eingesetzt worden sein und hatte den Ruf als magisches oder auch heiliges Kraut.

Allgemeine Informationen

Wissenschaftlicher Name: Artemisia vulgaris

Pflanzenfamilie: Korbblütler / Asteraceae

Sammelzeit: Die Blüten können im Juli und August, die Blätter von Juni bis September gesammelt werden.

Orte: Der Beifuß wächst an vielen Wegesrändern, auf Wiesen und Geröllplätzen. Durch seine dunkle Blattfarbe und seine unauffälligen Blüten wird er von den meisten Spaziergängern trotz seiner Höhe von bis zu 2 Metern oft nicht richtig wahrgenommen.

Inhaltstoffe: Bitterstoffe (z.B.: Sesquiterpenlactone), Gerbstoffe, Flavonolglykoside, Inulin, Vitamine und ätherische Öle (Cineol, Kampfer, Thujon)

Verwendete Pflanzenteile: Blüte, Blätter

Besonderheiten

Beifuß-Blätter werden auch in der traditionellen chinesischen Medizin (Moxa-Behandlung / Akupunktur) eingesetzt.

Tipps für den Grünen Smoothie mit Beifuß

Allgemein sind die Blätter des Beifußes ein hilfreiches Gewürz bei sehr fettigen Mahlzeiten. Ein sanft bitterer Geschmack fördert dabei den Appetit und regt die Verdauungsprozesse an. (z.B. für den Gänsebraten). Der Beifuß passt auch sehr gut zu Suppen, beispielsweise zu einer Gemüse- oder Kartoffelsuppe und schmeckt hier süßlich-bitterwürzig.

Für unsere Smoothie-Fans gilt es in erster Linie auf die Menge zu achten. Aufgrund der zahlreichen Bitterstoffe sollte der Beifuß sparsam und wohldosiert verwendet werden.

Eigenschaften

Die "Mutter aller Kräuter" hat zahlreiche Eigenschaften und soll u.a. antibakteriell, appetitanregend, beruhigend, durchblutungsfördernd, galletreibend, krampflösend, menstruationsfördernd, wärmend, tonisierend, verdauungsfördernd und in der Schwangerschaft Wehen fördernd wirken. Nicht geeignet ist Beifuß anscheinend allerdings für Schwangere oder Frauen, die es werden wollen, da Beifuß bereits zur Einleitung von der Geburt und der Menstruation eingesetzt wird.

Anwendungsbereiche

Beifuß soll für die Regulierung der Verdauung, Blähungen, Blasenentzündungen, Gallenschwächen, Durchblutungsstörungen, chronischem Durchfall, in der Frauenheilkunde (Geburt), bei Gebärmutterkrämpfen, chronischen Eierstockentzündungen, Periodenschmerzen, Menstruationsbeschwerden, Hämorrhoiden, kalten Füßen oder Händen, Mundgeruch, Muskelkater, müden Beinen, Nervenanspannungen, Neuralgien, Schlafstörungen, Übelkeit und innere Unruhe erfolgreich eingesetzt werden können.

Smoothie-Rezept mit Beifuß

5 Blätter Beifuß

1 Hand voll Spinat

1 Apfel

1 Banane

1/2 Gurke

2 Pfirsiche

1 Orange

1 kleines Stück Ingwer

8 entsteinte Datteln

Wasser oder Eiswürfel immer nach eigenem Geschmack

Beinwell und das Smoothie-Rezept

Allgemeine Informationen

Wissenschaftlicher Name: Symphytum officinale

Pflanzenfamilie: Raublattgewächse / Boraginaceae

Sammelzeit: Die Blätter können von April bis Mai, die Wurzeln vom Herbst bis in das Frühjahr hinein gesammelt werden.

Orte: Rau, fast borstig ist der Beinwell oft massenhaft auftretend vor allem auf feuchten, nährstoffreichen und basischen Plätzen wie auf Wiesen, Weiden oder Bachufern zu finden.

Inhaltsstoffe: Alkaloide, Allantoin, Gerbstoffe, ätherisches Öl, Asparagin, Flavonoide, Pyrrolidzidinalkaloide, Harz, Kieselsäure, Stigmaster

Verwendete Pflanzenteile: Blätter, Wurzeln

Tipps für den Grünen Smoothie mit Beinwell

Der Beinwell wird zwar vorwiegend äußerlich angewendet, dennoch kann das Wildkraut auch als Zutat für einen Grünen Smoothie interessant sein. Interessant deshalb, weil er einen sehr eigenen, dem Borretsch ein wenig ähnlichen, Geschmack hat. Der der Blätter und Sprossen ist dabei eher mild-würzig und schleimig, wobei die Blätter aufgrund der vielen Pflanzenhaare ein pelziges Gefühl auf der Zunge und generell im Mundraum zurücklassen. Zerriebene Blätter strömen dagegen eine Art "Gurkenduft" aus, während wiederum die Wurzel süßlich, schwarzwurzelähnlich schmeckt und einen scharfen, bitteren und zusammenziehenden Nachgeschmack haben kann.

Meine Empfehlung lautet allerdings auch, Beinwell nicht zu häufig und nur in kleinen Mengen zu verzehren.

Eigenschaften

Die Wirkung der Pflanze wird als adstringierend, beruhigend, blutreinigend, blutstillend, entzündungshemmend, kühlend, erweichend, wundheilend, schmerzstillend und hustenbekämpfend beschrieben.

Anwendungsbereiche

Beinwell enthält Allantoin und soll bei äußerlicher Anwendung bei Quetschungen, Prellungen, Verstauchungen und Knochenbrüchen erfolgreich sein.

Smoothie-Rezept mit Beinwell

1 Hand voll Wildkräuter (neben Beinwell z.b. noch Löwenzahn, Giersch, Ackerschachtelhalm, Johanniskraut, Brennnessel, Gundermann)

1 Hand voll Salat nach Wahl

1 Grapefruit

4 Aprikosen

1 Mango

1 Kiwi

1/4 Ananas

1/4 Bio-Limette mit Schale

1 kleines Stück Ingwer

Wasser oder Eiswürfel immer nach eigenem Geschmack

Breitwegerich und das Smoothie-Rezept

Die im Folgenden näher beschrieben Wildkräuter-Art Breitwegerich ist der Bruder des Spitzwegerich und auf alle Fälle eine Smoothie-Sünde wert.

Allgemeine Informationen

Wissenschaftlicher Name: Plantago major

Pflanzenfamilie: Wegerichgewächse / Plantaginaceae

Sammelzeit: Die Blätter können von April bis Oktober, die Blüten von Mai bis Juni und die Samen von August bis Oktober gesammelt werden.

Orte: Breitwegerich findet man insbesondere auf verdichteten Böden. Im Gegensatz zu seinem Bruder, dem Spitzwegerich, wächst er aber häufig direkt auf den Wegen und nicht nur an ihren Rändern. Er ist dabei sehr widerstandsfähig und lässt sich auch von vielen auf ihn trampelnden Wanderern nicht abschrecken.

Inhaltsstoffe: Bitterstoffe, Alantoin, Alkaloid, Bittere Glykoside, Gerbsäure, Salizylsäure, Gerbstoff, Schleimstoffe

Verwendete Pflanzenteile: Blätter, Blüte, Samen

Besonderheiten

Diese Wildkräuterart dient sehr gut der Erstversorgung von Insektenstichen oder aber auch als Wundermittel gegen Blasen beim Wandern. So kann man die breiten Blätter mit einem Stein etwas platt walzen und anschließend als beruhigende, besänftigende und zugleich kühlende Einlage in den Schuh legen. Des Weiteren gilt er auch als Heilungsbeschleuniger bei Kratz- und Schnittwunden. Auch hier werden die großen Blätter aufgelegt, so dass er seine vermeintliche wundheilende und kühlende Wirkung entfachen kann.

Tipps für Grüne Smoothies mit Breitwegerich

Der Breitegerich ist exzellent als Zutat für die Küche geeignet. So kann man diesen als Brotaufstrich verwenden, die kräftigen Blätter trocknen und als Tee trinken, als Zugabe in den Salat oder natürlich auch in Grüne Smoothies geben. Hier sorgt er für einen sehr guten Geschmack (Champignons, Wiesen, Wald) und sorgt u.a. mit seinen Schleimstoffen für eine geschmeidige Konsistenz. Die weichen Blätter können dabei sogar schon von sehr preiswerten Mixern zerkleinert werden. Für die reibungslose Verarbeitung der großen Blätter empfehlen wir Ihnen aber mindestens einen Mixer aus der Mittelklasse, wenn nicht sogar einen Hochleistungsmixer.

Eigenschaften

Breitwegerich soll abschwellend, blutreinigend, blutstillend, antibiotisch, entzündungshemmend, harntreibend und reinigend auf die Atemwege wirken.

Anwendungsbereiche

Man mutmaßt, dass der Einsatz von Breitwegerich in den folgenden Bereichen Sinn macht: Husten, Bronchitis, Halsentzündung, Keuchhusten, Asthma, Appetitlosigkeit, Verdauungsschwäche, Magenschleimhautentzündungen, Durchfall, Blasenschwäche, Wunden, Geschwüre, Mückenstiche und bei wunden Füßen (Blasen) beim Wandern.

Smoothie-Rezept mit Breitwegerich

1 Hand voll Breitwegerich

1 Hand voll Spinat

2 Orangen

1/2 Mango

1/2 Avocado

1 Stengel Sellerie

1/4 Bio-Zitrone (mit Schale)

1 Scheibe Ananas

1 kleines Stück Ingwer

Wasser oder Eiswürfel nach eigenem Geschmack

Brennnessel und das Smoothie-Rezept

Haben Sie auch schon einmal ungeplant brennende Erfahrungen gesammelt? Dann ist die Wahrscheinlichkeit recht hoch, dass Sie mit einer unserer wertvollsten Wildkräuterart in Kontakt gekommen sind – der Brennnessel – unserem Superwildkraut!

Allgemeine Informationen

Wissenschaftlicher Name: Urtica dioica

Pflanzenfamilie: Brennnesselgewächse / Urticaceae

Sammelzeit: Die Blätter können zwischen März und Oktober, die Samen im Frühherbst gesammelt werden

Orte: Die Brennnessel ist äußerst ausdauernd und anspruchslos, weshalb sie fast überall wächst. Sie gedeiht auf Wiesen, an Wegesrändern, auf Schutthalden, Brachland und auch wildwachsend im eigenen Garten. Sie mag sowohl sonnige als auch schattige Plätze. Auf feuchten, humosen, nährstoffreichen Böden wächst sie besonders gut.

Inhaltsstoffe: Nesselgift, Vitamine, Mineralien, Kalium, Magnesium, Eiweiß, Eisen, Histamin, Sekretin, lösliche Kieselsäure, Flavonoide.

Verwendete Pflanzenteile: Blätter, Samen

Besonderheiten

Bei der Brennnessel ist Name leider auch Programm, sprich sie brennt bei Kontakt. Wichtig dabei ist, dass Sie das Wildkraut nicht von oben, sondern von der Seite anfassen, abbrechen, umdrehen und die Brennhaare abstreifen.

Die Brennnessel liebt ganz besonders den Stickstoff und wird deshalb auch als "Stickstoffzeigerpflanze" bezeichnet. Bei sehr starkem Wuchs zeigt sie also auf sehr stickstoffreichen Boden hin. Einer ihrer Aufgaben liegt darin, den Boden von Harnsäure zu reinigen und zu befreien, ohne dabei Schadstoffe anzusammeln, sondern durch die Verarbeitung dieser zu glänzen. Ebenso läuft es bekanntlich auch im menschlichen Organismus ab. Brennnessel können den menschlichen Körper entschlacken und diesen von Abbauprodukten des Stoffwechsels von Harnsäure befreien – siehe unten.

Tipps für Grüne Smoothies mit Brennnesseln

Die Brennnessel im Grünen Smoothie können wir wärmstens empfehlen. Sie gilt aufgrund ihrer absoluten Spitzenwerte hinsichtlich ihres hohen Gehalts an Chlorophyll, Eisen, Calcium, Magnesium, Kieselsäure, Eiweiß und Vitamin C als sogenanntes "Superfood" und schmeckt sogar auch noch. Die Blätter haben einen herb – frischen, aromatischen, die Samen einen mild – aromatischen, nussigen Geschmack. Bei der Verwendung müssen Sie auch keine Angst vor "Verbrennungen" haben, denn pürierte

Brennnesseln bereiten keine Schmerzen mehr, da die Brennhaare abbrechen. Grundsätzlich können Brennnesseln sowohl für süße Speisen als auch für Smoothies verwendet werden. Insbesondere auch in Kombination mit Beeren schmecken Brennnesseln fantastisch. Achten Sie allerdings bitte auf einen sparsamen Einsatz in den Smoothies zu Beginn, damit resultierend die Stoffwechselreaktionen nicht zu stark ausfallen.

Zusätzlich zur Verwendung in Grünen Smoothies können die Brennnesselblätter feingeschnitten auch hervorragend in Salaten, Quark- und Käsezubereitungen, Suppen oder als Tee verwendet werden.

Eigenschaften

Der Brennnessel sagt man zahlreiche gute Eigenschaften wie z.b. eine entwässernde, blutreinigende, blutbildende, blutstillende, blutzuckersenkende, verdauungsfördernde, schleimlösende, potenzsteigernde und Haarwuchsfördernde Wirkung nach.

Anwendungsbereiche

Die Brennnessel soll bei Rheuma, Gicht, Darmentzündungen, bei Problemen mit Harnwegen, Prostata, Blutdruck, bei Energiemangel und Müdigkeit oder auch bei Appetitlosigkeit helfen. Auch in der Kosmetik wird viel auf die angeblich haarwuchsfördernde Wirkung gesetzt.

Smoothie-Rezept mit Brennnesseln

2 Hand voll Brennnesseln

2 Bananen

1 Hand voll Erdbeeren

1/2 Bio-Zitrone oder abwechselnd mal eine Limette

1 Birne

4 entsteinte Datteln (optional)

Wasser oder Eiswürfel immer nach eigenem Geschmack

Brombeere und das Smoothie-Rezept

Wer Angst vor Faltenbildung hat, sollte jetzt genau aufpassen! Hiermit stelle ich die Brombeere, die Anti-Aging-Pflanze schlechthin, mit Ihren zahlreichen Antioxidantien vor.

Allgemeine Informationen

Wissenschaftlicher Name: Rubus fructicosus

Pflanzenfamilie: Rosengewächse / rosaceae

Sammelzeit: Die Blätter können eigentlich fast ganzjährig, aber am besten von April bis September, die Beeren im August und teilweise noch im September gesammelt werden.

Orte: Brombeeren findet man an sonnigen bis halbschattigen Standorten in stacheligen Sträuchern in Wäldern, an Waldrändern, an Feldrandstreifen auf Brachflächen und in Hecken. Sie bevorzugen zwar meist einen kalk- und stickstoffreichen Boden, gedeihen aber auch auf humusarmen, felsigen Untergrund.

Inhaltstoffe: Ätherisches Öl, hoher Gerbstoffgehalt, Milchsäure, Bernsteinsäure, Salicylsäure, Vitamin C, Apfelsäure, Oxalsäure

Verwendete Pflanzenteile: Blätter, Beeren

Besonderheiten

Mit ihren zahlreichen Antioxidantien zum Schutz vor Zellalterung, Straffung des Bindegewebes und Erhöhung der Leistungsfähigkeit des Gehirns gilt die Brombeere mit ihren Früchten als die Anti-Aging-Pflanze unter den Wildkräutern schlechthin.

Tipps für Grüne Smoothies mit Brombeeren

Grundsätzlich können sowohl die vitaminreichen Beeren, als auch die Blätter in der Küche sehr vielseitig und gewinnbringend eingesetzt werden. Besonders gut schmecken die Früchte, wenn sie ganz frisch vom Strauch sind. Sie können die Brombeere als Marmelade, als Fruchtaufstrich, als Saft, als aufgesetzter Likör oder als Süßspeise (beispielsweise ein Kompott mit Hefeklößen) genießen. Die Blätter, insbesondere die jungen und zugleich zarten Triebspitzen, ergeben allein oder vermischt mit anderen Kräutern einen köstlichen, erfrischend schmeckenden Tee, der sowohl heiß als auch kalt getrunken werden kann. Auch die Fermentation ist bei Brombeeren durchaus möglich und ergibt einen sehr schmackhaften Tee, der dem schwarzen Tee sehr ähnelt.

Für den Grünen Smoothies können wir sowohl die Blätter als auch die Beeren verwenden. Sogar die Stacheln können zerkleinert werden, wenn sie einen Hochleistungsmixer oder Profimixer mit eben dieser Qualität haben. Die Blätter haben eine leicht adstringierende (zusammenziehende, stopfende) und entzündungshemmende Wirkung. Die Früchte gelten als richtige

Vitaminbomben und haben mit den enthaltenen bioaktiven Substanzen Einfluss auf den Gesundheitsschutz.

Eigenschaften

Die Brombeere gilt als ein Wildkraut einer immunstärkenden, schleimlösenden, tonisierenden, adstringierenden, blutreinigenden, blutstillenden und harntreibenden Wirkung.

Anwendungsbereiche

In Situationen von Fieber, Magen-Darmproblemen, Durchfall, Sodbrennen, Mandel- oder Mundschleimhautentzündungen, Blasenentzündungen oder bei Hautunreinheiten hält man den Einsatz der Brombeere für eine sinnvolle Maßnahme. Auch in allen Anti-Aging-Themen ist sie immer wieder präsent und wird gerne als Unterstützung herangezogen.

Smoothie-Rezept mit Brombeeren

1 Hand voll Brombeerblätter

1 Hand voll Brombeeren

1 Hand voll Salat nach Wahl oder Spinat

1/2 Ananas

1 Avocado

1 Apfel

1 Birne

1 kleine Gurke

1/4 Bio-Zitrone mit Schale

1 kleines Stück Ingwer

Wasser oder Eiswürfel immer nach eigenem Geschmack

Brunnenkresse und das Smoothie-Rezept

Sie suchen den Vitaminspender-Tipp für den Frühling und Spätherbst? Voila, dann liegen Sie mit der Brunnenkresse, auch Wasserkresse genannt, genau richtig!

Allgemeine Informationen

Wissenschaftlicher Name: Nasturtium officinale

Pflanzenfamilie: Kreuzblütler / Brassicaceae

Sammelzeit: Die Blätter können fast ganzjährig gesammelt werden. März bis Juni und September bis November sind dabei grundsätzlich die besseren Monate. Im April und Mai sind die Spitzenzeiten.

Orte: Die Brunnenkresse finden Sie in und an Bächen, Seen und anderen Quellen.

Inhaltstoffe: Vitamin C, Senfglycoside, Phosphor, Antibiotika, Bitterstoff, Jod, Eisen, Zink, Arsen, Salicylate und ätherisches Öl.

Verwendete Pflanzenteile: In erster Linie die Blätter, aber teilweise auch die Blüten.

Besonderheiten

Bereits vor Hunderten von Jahren wurde die Brunnenkresse laut Überlieferungen schon als Salatgewürz eingesetzt. Empfehlen können wir parallel zu den Smoothies eine Anwendung insbesondere in Wildkräutersalaten, im Kräuterquark, Suppen oder auch Saucen.

Tipps für Grüne Smoothies mit Brunnenkresse

Die Brunnenkresse enthält viel Vitamin C und ist daher insbesondere im Frühling und im Spätherbst ein sehr guter alternativer Vitaminspender. Sie zeichnet sich allerdings auch durch ihre Schärfe und leichte Bitterkeit aus, weshalb eine wohldosierte Anwendung ratsam ist. Bitte achten Sie darauf, dass Sie das Wildkraut zudem nur frisch verwenden, denn getrocknet gehen viele Wirkstoffe verloren.

Eigenschaften

Der Brunnenkresse sagt man eine belebende, verdauungsfördernde, schleimlösende, antibakterielle, blutreinigende, harntreibende und auf die Gallenproduktion anregende Wirkung nach.

Anwendungsbereiche

Die Brunnenkresse gilt als Allzweckwaffe und soll demnach in ganz vielen Bereichen sinnvoll eingesetzt werden können. Zum Beispiel um den Menschen bei einer Frühjahrsmüdigkeit aufzupeppen, bei Husten, einer Bronchitis, einer Halsentzündung, einer Erkältung, bei Zahnfleischentzündungen, Blasenentzündungen, bei Verdauungsproblemen, Rheuma oder Gicht, bei hohem Blutzucker, Gallen- und Blasensteinbeschwerden und natürlich bei Vitamin C Mangel. Aber auch auf die menschliche Haut soll sie positiv wirken, insbesondere bei unreiner Haut oder auch leichten Brandwunden.

Smoothie-Rezept mit Brunnenkresse

1 Hand voll Brunnenkresse

1 Hand voll Spinat oder Feldsalat

1/2 Banane

1 Pfirsich

1 Apfel

1/2 Grapefruit

10 Heidelbeeren

1 kleines Stück Ingwer

Wasser oder Eiswürfel nach eigenem Geschmack

Dost und das Smoothie-Rezept

Heute stellen wir Ihnen die alt bekannte Gewürz-und Heilpflanze Dost, auch besser bekannt unter dem Namen Oregano, vor.

Allgemeine Informationen

Wissenschaftlicher Name: Origanum vulgare

Sammelzeit: Die Blätter können von Juni bis September, die Blüten im Juli und August gesammelt werden.

Orte: Der Dost liebt trockene und warme Standorte, weshalb man ihn vor allem an sonnigen Kalkhängen, Bergwiesen und Kahlschlägen sieht.

Inhaltstoffe: Gerbstoffe, Bitterstoffe, ätherisches Öl, Flavonoide

Verwendete Pflanzenteile: Blätter, blühendes Kraut

Tipps für Grüne Smoothies mit Dost

Dost kennen wir meist eher als mediterranes Pizza-Gewürz unter der Bezeichnung Oregano. Aber auch in Gemüse und Salatdressings sowie auf gegrilltem oder gebratenem Fisch ist er zu finden. Auch für unsere Smoothies können wir die Wildkräuter wunderbar verwenden. Diese gelten als Aromakraut mit kräftigem und intensivem Geschmack (herzhaft).

Eigenschaften

Dost soll eine antiseptische, antivirale, verdauungsregulierende und krampflösende Wirkung haben.

Anwendungsbereiche

Dost sagt man nach, dass er sehr gut bei Husten (auch Krampf- und Keuchhusten), Mund- und Rachenentzündungen, Appetitlosigkeit, Verdauungsstörungen, Blähungen, Menstruationsbeschwerden oder auch gegen Cellulitis hilft.

Smoothie-Rezept mit Dost

1 Hand voll Dost

1 Blüte Dost (nicht waschen)

1 Hand voll Wildkräuter (Giersch, Gundermann, Brennnessel) oder Salat nach Wahl

1/2 Wassermelone

1 Saftorange

2-3 süße Äpfel

1/4 Bio-Zitrone mit Schale

1 kleines Stück Ingwer

Wasser oder Eiswürfel immer nach eigenem Geschmack

Echtes Labkraut und das Smoothie-Rezept

Eine ganz besondere Note in den Grünen Smoothie bringt der honigsüße Duft des Echten Labkrauts, weshalb wir uns dieses Wildkraut einmal näher anschauen möchten.

Allgemeine Informationen

Wissenschaftlicher Name: Galium verum

Pflanzenfamilie: Rötegewächse / Rubiaceae

Sammelzeit: Echtes Labkraut kann in den Monaten Juli bis September gesammelt werden.

Orte: Echtes Labkraut ist insbesondere an sehr sonnigen und daraus resultierend an trockenen Plätzen zu finden. Z.B. an Weideflächen, Wiesen, Dünen oder auch Böschungen. Es kann dabei eine Wuchshöhe von 20 bis 100 Zentimetern erreichen.

Inhaltsstoffe: Labferment, Kieselsäure, Flavonoide, ätherische Öle, Chlorogensäure, Vitamin C

Verwendete Pflanzenteile: Blüten

Besonderheiten

Die goldgelben, kegelförmigen Blütenstände duften intensiv nach Honig, weshalb sie bei Bienen sehr beliebt sind. Echtes Labkraut blüht den ganzen Sommer mit kleinen sternförmigen Blüten. Aus diesen entstehen die Kletten, die gerade beim Spaziergang in der freien Natur sehr leicht an Kleidern und am Tierfell haften bleiben. Schon bei einer Berührung mit der ungeschützten Hand bleibt das Kraut dort kleben.

Tipps für Grüne Smoothies mit Echtem Labkraut

Echtes Labkraut gehört zu den essbaren Wildkräutern und kann daher nicht nur in der Küche (Bestandteil des englischen Chesterkäses, Tee, würzige Salate, Wildkräuterpfannkuchen, etc.) sondern auch wunderbar in Grünen Smoothies eingesetzt werden. Dabei gilt es weniger als Würzkraut. Trotz des honigsüßen Duftes der Blütenstände ist es eher bitter, aber sehr außergewöhnlich im Geschmack. Lassen Sie sich positiv überraschen – es lohnt sich!

Eigenschaften

Das Wildkraut soll eine reinigende und entspannende Wirkung haben, welche auch in der Kosmetik Anwendung findet. Darüber hinaus wird eine vermeintlich harntreibende, milde Wirkung angenommen.

Anwendungsbereiche

Echtes Labkraut soll als Tee zur Unterstützung der Ausscheidungsfunktion der Niere und zur allgemeinen Stärkung und Kräftigung verwendet werden können. Zudem bei Hautleiden, Ekzemen, Fingernagelgeschwüren, Hautunreinheiten, Entzündungen (Zunge, Magen, Darm, Blase), Wasserstauungen, Nierensteinen, Blasensteinen und Übergewicht.

Smoothie-Rezept mit Echtem Labkraut

3 Stängel Echtes Labkraut

1 Hand voll Salat nach Wahl

1/2 Honigmelone

1 Mango

4 Aprikosen

1 Apfel

1/4 Ananas

1 kleines Stück Ingwer

Wasser oder Eiswürfel nach eigenem Geschmack

Gänseblümchen und das Smoothie-Rezept

Allgemeine Informationen

Wissenschaftlicher Name: Bellis perennis

Pflanzenfamilie: Korbblütler / Asteraceae

Sammelzeit: Die beste Sammelzeit ist von März bis November.

Orte: Das Gänseblümchen finden wir auf Weiden und Wiesen, vorzugsweise auf lehmigen Böden. Da es keine besonderen Ansprüche stellt, wächst es dort sogar in Scharen.

Inhaltstoffe: Saponine, Gerbstoffe, Bitterstoffe, Kalium, Calcium, Magnesium, ätherische Öle, Anthoxanthin, Flavonoide, Fumarsäure, Schleim, Inuli

Verwendete Pflanzenteile: Blätter, Blüten

Besonderheiten

Wer kennt die Spielchen aus seiner Jugend nicht? "Er liebt mich, er liebt mich nicht, er liebt mich, er liebt mich nicht"...während dem Gänseblümchen die weißen Blütenblätter herausgerupft wurden. Das Gänseblümchen kann aber noch viel mehr, wie wir im nächsten Abschnitt sehen werden.

Tipps für den Grünen Smoothie mit Gänseblümchen

Der Großteil kennt den Einsatz von Gänseblümchen in der Küche als Tee. Darüber hinaus kann man das Wildkraut (Blätter und Blüten) aber auch hervorragend für einen gemischten grünen Salat, eine Gemüse- oder Frühlingssuppe oder als Gewürz für einen Kräuterquark verwenden. Die Gänseblümchen-Blätter schmecken aromatisch würzig (leicht säuerlich), die Blüten lecker nussig und eignen sich auch sehr gut als Dekoration. Für Grüne Smoothies sind Gänseblümchen als wichtige Vitamin- und Mineralstofflieferanten sehr gut geeignet.

Eigenschaften

Der Pflanze werden appetitanregende, verdauungsfördernde, stoffwechselanregende, blutstillende, blutreinigende, krampfstillende, schmerzstillende und schleimlösende Reaktionen nachgesagt.

Anwendungsbereiche

Wirkungsvolle Einsatzbereiche für die Gänseblümchen sollen Husten, Erkältungen, Wunden, Hautprobleme, Nieren- und

Blasensteine, Rheuma, Gicht, Darmentzündung, Verstopfung oder Appetitlosigkeit sein.

Smoothie-Rezept mit Gänseblümchen

1 Hand voll Gänseblümchen-Blätter

1 Hand voll weitere Wildkräuter

1 Banane

2 Orangen

2 Kaki

1 Hand voll grüne Weintrauben

1/4 Salatgurke

1/4 Bio-Zitrone mit Schale

1 Prise Vanille

1 kleines Stück Ingwer

Wasser oder Eiswürfel immer nach eigenem Geschmack

Gänsefingerkraut und das Smoothie-Rezept

Allgemeine Informationen

Wissenschaftlicher Name: Potentilla anserina

Pflanzenfamilie: Rosengewächse / Rosaceae

Sammelzeit: Das gelb blühende Gänsefingerkraut kann von Mai-August gesammelt werden.

Orte: Das Gänsefingerkraut mag sonnige bis halbschattige, gutgedüngte, feuchte und verdichtete Böden, weshalb es häufig an Wegrand von Acker- und Weidenflächen, Gräben, am Bach oder Teich anzutreffen ist.

Inhaltstoffe: Bitterstoffe, Gerbstoffe, Gerbsäure, Flavonoide, Harzbitterstoffe, Glykoside, Cumarine

Verwendete Pflanzenteile: Blätter, Kraut, Wurzeln

Besonderheiten

Interessant ist die Entstehung des Namens. Der wissenschaftliche Name "potentilla" stammt aus dem lateinischen und heißt übersetzt "stark, mächtig" und deutet auf die (Heil-) Wirkung hin.

Das deutsche Wort "Gans" steckt wiederum in dem lateinischen Artennamen "anser" und kommt daher, dass die Pflanze früher oftmals in der Nähe von Gänsen entdeckt wurde. Der zweite Wortteil "Fingerkraut" ist aufgrund der gefingerten Blätter entstanden. Wobei beim Echten Gänsekraut die gestielten Grundblätter doch eher unterbrochen gefiedert als gefingert sind.

Tipps für den Grünen Smoothie mit Gänsefingerkraut

In erster Linie wird das Gänsefingerkraut aufgrund seiner nachgesagten Heilwirkung auch in Grünen Smoothies eingesetzt, denn der Geschmack ist eher neutral.

Eigenschaften

Die Wirkung der Wildkräuter-Pflanze wird als adstringierend, kräftigend, krampflösend, entspannend, entzündungshemmend, beruhigend und magenwirksam beschrieben.

Anwendungsbereiche

Auch dem Gänsefingerkraut sagt man wahre Allrounder-Wirkungen nach, so dass die Pflanze bei Krämpfen im Bereich des Magen-Darm-Kanals, Durchfällen, Blähungen, Muskelkrämpfen, Menstruationsbeschwerden, Augenentzündungen, Wunden, Zahnschmerzen, Hämorrhoiden, Blutvergiftung oder auch bei Sonnenbrand vielversprechend erscheint.

Smoothie-Rezept mit Gänsefingerkraut

1 Hand voll Wildkräuter (Gänsefingerkraut, Brennnessel, Spitzwegerich)

1 Hand voll Spinat oder Salat nach Wahl

1 Avocado

1/2 Salatgurke

1 Banane

1 Möhre

2 Orangen

8 entsteinte Datteln

1 kleines Stück Ingwer

Wasser oder Eiswürfel immer nach eigenem Geschmack

Gerstengrassaft – Der Trank der es in sich hat

Gerüchten zufolge hatte Popeye der Seemann nicht den Spinat als Energiequelle aufgetan, sondern es war der Gerstengrassaft. Ebenfalls grasgrün und er schmeckt in der Tat ein wenig nach Spinat. Gerstengrassaft kommt unscheinbar daher, aber er hat es in sich. Er ist in seiner Wirkung allerdings nicht wie eine Kopfschmerztablette, die man einnimmt und kurze Zeit darauf ist alles angerichtet - samt Nebenwirkungen. Der Gerstengrassaft mit seinem Potential, den Körper wie in Ordnung zu bringen, braucht seine Zeit dazu. Sie spüren seine Wirkung erst nach einem Monat, vielleicht braucht er auch zwei. Viele Menschen fühlen sich nach einem Jahr wie der sprichwörtlich neue Mensch. Gerstensaft kann besonders eines sehr gut, er animiert die Selbstheilungskräfte, er versetzt den Körper erst wieder in die Lage, sich selbst zu heilen.

Ein Saft der einem die Lebensqualität zurückgibt.

Das Gerstengras (Hordeum vulgare) ist schon seit vielen Jahrzehnten bei den Menschen beliebt, die ihre Gesundheit gerne in die eigenen Hände nehmen. Die einfachste Methode, an seinen ersten Gerstengrassaft zu kommen ist, man gibt das junge

89

Gerstengras einfach in eine Saftpresse und trinkt den entstandenen grasgrünen Gerstengrassaft – jeden Tag ein Glas oder auch zwei. Natürlich macht es nicht gerade wenig Mühe, das Gerstengras im Haus oder Garten selbst zu ziehen. Trotzdem bauen sich manche gar extra ein Gewächshaus, um ganzjährig mit ausreichend Gerstengrassaft versorgt zu sein. Der Aufwand lohnt sich.

Der Saft der Leben rettet

Ganz einfach. Der Gerstengrassaft hat das Leben dieser Menschen verändert! Oft hat der Gerstengrassaft ihr Leben regelrecht gerettet. Der Gerstengrassaft hat ihre Schmerzen, Krämpfe und Verdauungsbeschwerden zum Schweigen gebracht. Der Gerstengrassaft hat gereizte Haut geklärt, den Krebs besiegt und den Menschen wieder ein Gefühl von Lebendigkeit und Lebensfreude geschenkt. Es kommt also nicht von ungefähr, wenn bei diesen Menschen der eigene Anbau des Gertengrases die reine Freude ist.

Gerstengrassaft weckt Ihr Potential

Ganz ähnlich wie der Regen in der Steppe weckt der Gerstengrassaft im menschlichen Körper verschüttete Kräfte und holt sein Selbstheilungspotential an die Oberfläche. Der Gerstengrassaft ist feinstes basisches Zellwasser aus lebendigen Graszellen. Seine energetische Spannkraft und Vitalität fließt im Nu in unsere eigenen Zellen.

Gerstengrassaft beschenkt uns außerdem mit einem Füllhorn wertvollster und seltenster Substanzen, die den Organismus an allen Ecken und Enden heilen, reparieren und pflegen.

Das Geheimnis des Gerstengrassaftes

Nun, ein Geheimnis wäre kein Geheimnis mehr, wenn man es lüften würde. Beim Gerstengrassaft verhält es sich so, dass niemand das Geheimnis kennt. Man weiß es also nicht genau, warum der Gerstengrassaft – wenn man ihn regelmäßig zu sich nimmt – eine so dramatische Wirkung auf den menschlichen Organismus zeigt.

Möglicherweise sind es die besonderen Substanzen im Gerstengrassaft, die man in dieser Kombination sonst in kaum einem anderen Lebensmittel findet. Die SOD, das Glycosyl Isovitexin, unzählige sekundäre Pflanzenstoffe, das natürliche Eisen, die extrem hohe Chlorophyllmenge. Vielleicht liegt es an den aktiven Enzymen im Gerstengrassaft? Oder ist es die Synergie, also erst das Zusammenspiel der einzelnen Bestandteile dieser so einzigartigen Komposition?

Doch ob es nun dies oder jenes im Gerstengrassaft ist, das wirkt, ist vielleicht auch gar nicht so wichtig. Sehr viel wichtiger ist, DASS der Gerstengrassaft wirkt – z. B. auf das Herz-Kreislauf-System.

Gerstengrassaft schützt Herz und Blutgefäße

Menschen, die regelmäßig Gerstengrassaft (aus pulverisiertem Gerstengrassaft) zu sich nehmen, können auf diese Weise ihre Herz-Kreislauf-Gesundheit nachhaltig stabilisieren – und zwar mit allem, was dazu gehört: Beste Cholesterinwerte, rascher Blutfluss, geregelter Blutdruck, ordnungsgemäßer Blutzuckerspiegel und gesunde Blutgefäße mit glatten und elastischen Gefäßwänden.

Cholesterinsenker, Blutverdünner, Diabetesmedikamente und Blutdrucktabletten täglich? – Andern Sie etwas in Ihrem Leben!

Und wenn Ihnen ein Stündchen strammes Spazierengehen am Tag schwerfällt (obwohl es Ihr Befinden bereits um Welten verbessern würde) oder Sie süßes Knabberzeug nicht lassen mögen (obwohl Sie sich anschließend fett und verstopft fühlen), dann beginnen Sie eben zunächst mit der leichtesten Übung von allen:

Trinken Sie zwei- bis dreimal täglich Gerstengrassaft. Und nein, Sie brauchen dazu weder ein Gewächshaus noch eine Saftpresse, wenn Ihnen das nicht gefällt. Sie brauchen lediglich ein Glas, einen Löffel sowie Wasser oder Ihren Lieblingssaft – und pulverisierten Gerstengrassaft natürlich ebenfalls.

In etlichen Studien zeigte sich nämlich, dass schon der pulverisierte Gerstengrassaft (er muss also nicht frisch sein) – und zwar pro Tag lediglich 15 Gramm davon – nicht nur den Cholesterinspiegel senkt, sondern auch die problematischen freien Radikale im Blut reduziert. Ideal sei – so die beteiligten Forscher – eine Kombination mit Vitamin C und Vitamin E, da diese antioxidativ wirksamen Vitalstoffe ganz durchschlagend die Herz-Kreislauf-Funktion verbessern würden.

Die alleinige Gabe der Vitamine zeigte zwar auch schon eine Wirkung. Die zusätzliche Einnahme von Gerstengrassaft jedoch verstärkte die Wirkung der Vitalstoffe signifikant, so dass sich die Testpersonen in besagter Studie (*"Effects of young barley leaf extract and antioxidative vitamins on LDL oxidation and free radical scavenging activities in type 2 diabetes"*) nach bereits vier Wochen über einen reduzierten Gesamtcholesterinspiegel und niedrigere LDL-Cholesterinwerte freuen durften.

Gerstengrassaft verhindere die gefährliche Oxidation des LDL-Cholesterins, erklärten die Forscher rund um Ya-Mei Yu und Chingmin E. Tsai von der Fu Jen University in Taipeh.

Ferner schütze Gerstengrassaft den Vitamin-E-Gehalt des LDL-Cholesterins. Wenn sich das Vitamin E im LDL-Cholesterin nämlich zum sog. Vitamin-E-Radikal wandelt, dann sieht es düster für die Blutgefässe aus – besonders dann, wenn sich jemand Vitamin-C-arm ernährt. Vitamin C könnte das Vitamin-E-Radikal problemlos wieder zurück in ein hilfreiches und antioxidativ wirksames Vitamin-E-Molekül verzaubern.

Die Wissenschaftler schlussfolgerten daraufhin:

Die Nahrungsergänzung mit Gerstengras in Kombination mit antioxidativ wirksamen Vitaminen hat einen schützenden Effekt auf das Herz und die Blutgefäße und fördert eine insgesamt gesunde Herz-Kreislauf-Funktion, da das Gerstengras den Cholesterinspiegel senken sowie den Gehalt an freien Radikalen im Blut senken kann.

Schlaganfall und Herzinfarkt rücken damit in weite Ferne. Der Blutdruck sinkt und Medikamente sind kaum noch nötig.

Die in der Studie verabreichten 200 Milligramm Vitamin C können selbstverständlich auch über Früchte, Salate und Gemüse verzehrt werden und müssen nicht über ein Nahrungsergänzungsmittel aufgenommen werden.

Vitamin E ist besonders reichlich im Weizenkeimöl enthalten. Schon täglich zwei Esslöffel dieses Öls versorgen mit ca. 25 mg Vitamin E. Wenn Sie außerdem täglich Nüsse und Mandeln zu sich nehmen, sind Sie perfekt mit diesem Vitamin versorgt.

Von derart hohen Dosen, wie sie in genannter Studie eingesetzt wurden (200 mg), raten wir ab, da gerade synthetisches Vitamin E nachweislich anders wirkt als natürliches Vitamin E in Lebensmitteln und u. a. mit einem erhöhten Krebsrisiko in Verbindung gebracht wird.

Gerstengrassaft und Olivenöl – Gemeinsam gegen hohe Cholesterinwerte

Unterstützt werden die beschriebenen Studienergebnisse von einer weiteren Untersuchung mit dem Titel "Young Barley Leaf Prevents LDL Oxidation in Humans".

Vier Gruppen mit insgesamt 40 Studenten wurden bei diesem Experiment untersucht. Gruppe 1 erhielt Sojaöl, Gruppe 2 Olivenöl, Gruppe 3 Sojaöl mit pulverisiertem Gerstengrassaft und Gruppe 4 Olivenöl mit pulverisiertem Gerstengrassaft. Der Gerstengrassaft wurde dreimal täglich zu je 5 Gramm eingenommen.

Nach vier Wochen verglich man die Cholesterinwerte der Probanden mit den Werten, die man vor dem Experiment festgestellt hatte. Es zeigte sich, dass Sojaöl als Vertreter jener Öle, die besonders reich an mehrfach ungesättigten Fettsäuren sind, den Cholesterinspiegel besser senken konnte als Olivenöl. Allerdings senkte das Sojaöl nicht nur den LDL-Spiegel (schlechtes Cholesterin), sondern auch den HDL-Spiegel (gutes Cholesterin). Olivenöl hingegen konnte die gefährliche Oxidation des LDL-Cholesterins eher verhindern als das bei Sojaöl der Fall war.

Das wirklich Beeindruckende jedoch war, dass der Gerstengrassaft sowohl die LDL-Werte noch weiter senkte (nämlich um 9 bis 12 mg/dl) als auch die Oxidation des LDL-Cholesterins noch weiter hinauszögern konnte, nämlich um bis zu 36 Prozent.

Gerade Diabetiker Typ 2 sind häufig mit einem erhöhten Cholesterinspiegel geschlagen. Da der Gerstengrassaft außerdem den Blutzuckerspiegel äußerst günstig beeinflussen kann, ist das grüne Elixier ein ideales Nahrungsergänzungsmittel für Diabetiker und kann − selbstverständlich in Übereinkunft mit dem Therapeuten − zu einer ganz signifikanten Reduktion der Medikamenteneinnahme führen.

Ideal für Diabetiker

Im *International Journal of Green Pharmacy* wurde erst vor wenigen Jahren (2010) eine hochinteressante klinische Studie ("Management of diabetic dyslipidemia with subatmospheric dehydrated barley grass powder") im Hinblick auf den Blutzuckerspiegel veröffentlicht.

Als Testmaterial wählte man pulverisiertes Gerstengras, da schon so viel Positives darüber berichtet worden war. Nun wollte man Gewissheit. War der Gerstengrassaft tatsächlich so wirksam, wie immer behauptet wurde?

Die an Diabetes erkrankten Testpersonen nahmen täglich lediglich 1,2 Gramm Gerstengraspulver ein – und zwar über einen Zeitraum von zwei Monaten. Die Kontrollgruppe nahm keine Nahrungsergänzung. Auch wurden keine anderweitigen Maßnahmen ergriffen.

Nach 60 Tagen konnte man bei der Gruppe, die das Gerstengras eingenommen hatte, einen signifikanten Abfall des Blutzuckerspiegels feststellen. In der Kontrollgruppe hingegen war der Blutzuckerspiegel nach wie vor hoch. Keine Veränderung der Situation war hier zu beobachten.

Da sich die Gerstengrastruppe auch in dieser Studie ferner über sinkende Cholesterinwerte freuen konnte, schlossen die Forscher, dass sich das Risiko für koronare Herzkrankheiten bei jenen Diabetikern glasklar reduzieren lasse, die regelmäßig Gerstengras einnehmen.

Gerstengrassaft schützt vor Krebs und Entzündungen

Sicherlich ist ein wesentlicher Grund für die großartige Wirkung des Gerstengrassaftes sein Antioxidantienreichtum. Eines der kraftvollsten Antioxidantien im Gerstengrassaft ist das Saponarin.

Sein antioxidatives Potential hat sich in einer amerikanischen Studie aus dem Jahr 2012 ("*Flavonoids with potent antioxidant activity found in young green barley leaves*") als deutlich höher erwiesen als das von Vitamin E, was ja bekanntlich schon ein besonders starkes Antioxidans ist.

Die Forscher Kamiyama und Shibamoto vom *Department of Environmental Toxicology der University of California* verkündeten begeistert:

Die Nahrungsergänzung mit jungem Gerstengras scheint für die Gesundheit vorteilhaft zu sein und kann Krankheiten vorbeugen, die von oxidativem Stress verursacht werden wie z. B. verschiedene Krebsarten, Entzündungen und Herz-Kreislauf-Erkrankungen.

Dabei enthält der Gerstengrassaft natürlich nicht nur das Saponarin, sondern noch viele andere antioxidativ wirksame sekundäre Pflanzenstoffe mehr, wie z. B. das Lutonarin und sechs weitere Antioxidantien, die zur Gruppe der Flavon-C-Glycoside gehören – wie Norbaek et al. schon im Jahre 2000 in "Identification of flavone C-glycosides including a new flavonoid chromophore from barley leaves (Hordeum vulgare L.) by improved NMR techniques" feststellten.

Andere Wissenschaftler (Ferreres et al.) kamen dann in den Jahren 2008 und 2009 zur Erkenntnis, dass Gerstengras aufgrund von mindestens 36 Flavonoiden und 3 weiteren antioxidativ wirksamen Inhaltsstoffen (die u. a. bei der Untersuchung "Free water-soluble phenolics profiling in barley (Hordeum vulgare L.)" entdeckt wurden) eine äußerst wichtige Quelle für schützende (antioxidative) Substanzen darstelle.

Gerstengrassaft schützt gegen aggressive Sonnenstrahlung

Zu diesen Schutzsubstanzen gehört auch das sog. Glykosyl Isovitexin, ein Isoflavonoid mit einer wichtigen Besonderheit: Als eines der wenigen Antioxidantien kann es bis in den Zellkern vordringen und dort die Erbsubstanz vor freien Radikalen schützen.

Da Glykosyl Isovitexin außerdem – im Gegensatz zu Vitamin E – unter UV-Bestrahlung nicht zerfällt, sondern auch dann weiterhin unbeirrt seinen antioxidativen Aufgaben nachgeht, scheint es sich besonders gut als Wächter für die Haut zu eignen, die heutzutage bekanntlich deutlich aggressiverer UV-Strahlung ausgesetzt ist, als das in alten Zeiten noch der Fall war.

Eine weitere besonders seltene Schutzsubstanz ist SOD, die Superoxid Dismutase. Sie kommt nur in sehr wenigen pflanzlichen Lebensmitteln in relevanten Mengen vor. Eine der potentesten Quellen für SOD ist das Gerstengras.

Gerstengrassaft schützt vor Alterung und radioaktiver Strahlung

SOD ist ein Enzym mit hochgradiger antioxidativer Leistungskraft. Man vermutet, dass SOD im Körper wie ein Schlüssel für Langlebigkeit agiere und auch das Gehirn vor den üblichen Alterungsprozessen schütze. SOD hat nämlich die Aufgabe, ein besonders zerstörerisches freies Radikal – das Superoxid – zu entschärfen.

Barbara Simonsohn zitiert in ihrem Buch „Gerstengrassaft" den Arzt Dr. Milton Fried aus Atlanta:

Die therapeutischen Möglichkeiten von SOD sind atemberaubend, weil wir ein System von Enzymen in Reichweite vor uns haben, die den Alterungsprozess verlangsamen und eine lange Liste von degenerativen Krankheiten verhindern oder rückgängig machen können.

Die Schutzwirkung von SOD soll gar so stark sein, dass sie die Gewalt von radioaktiver Strahlung bzw. deren zerstörerische Auswirkung auf unsere Körperzellen deutlich mindern kann. Leider zog man diese Erkenntnis aus abscheulichen Tierversuchen, auf die wir hier nicht näher eingehen möchten.

Ein weiterer Aspekt, der die fast schon unglaubliche Schutzwirkung von SOD beweist, ist die Tatsache, dass das Gerstengras einem in den Tropen weithin eingesetzten Unkrautvernichtungsmittel widerstehen kann. Das Herbizid Paraquat tötet normalerweise alle Pflanzen, die nicht – wie Bäume oder Sträucher - durch eine Rinde geschützt sind, also alle Gräser und krautige Blattpflanzen. Nur Gerstengras und auch Reispflanzen widersetzen sich dem Gift – und zwar deshalb, weil beide SOD enthalten.

Gerstengrassaft enthält mehr Carotin als Karotten

Neben all den genannten stark wirksamen, aber seltenen Stoffen befinden sich im Gerstengras natürlich auch die „Alltags"-

Antioxidantien, wie z. B. das zu den Carotinoiden zählende Betacarotin.

Allein die Betacarotinmenge im Gerstengrassaftpulver ist um 50 Prozent höher als jene in Karottenpulver – und das will etwas heißen, schließlich gilt schon die frische Karotte mit 1700 Mikrogramm Betacarotin als mit Abstand beste Betacarotinquelle unserer modernen Ernährung. Nur noch der Grünkohl und die Süßkartoffel befinden sich – von den bei uns bekannten Gemüsearten – in ähnlich hohen Gefilden.

Der pulverisierte Gerstengrassaft jedoch schenkt Ihnen 25.000 Mikrogramm natürliches und bioverfügbares Betacarotin. Die Tatsache, dass es sich hier um ein natürliches Carotinoid handelt, ist außerordentlich wichtig – weiß man doch, dass Pillen aus isoliertem Betacarotin eher mit einer erhöhten Krankheitsgefahr einhergehen, während eine Ernährung mit carotinoidreichen Lebensmitteln vor einer großen Zahl chronischer Erkrankungen und nicht zuletzt auch die Haut vor UV-Schäden schützen kann.

Dabei schützt der Gerstengrassaft nicht nur den Körper, sondern offenbar – wie es sich für ein Lebenselixier gehört - auch die Psyche. Denn Gerstengrassaft kann durchaus als natürliches Antidepressivum bezeichnet werden.

Gerstengrassaft statt Antidepressiva

Wenn Ihnen also häufiger die Decke auf den Kopf fallen will, sollten Sie sich an den Gerstengrassaft erinnern! Sich mit Antidepressiva aufheitern zu lassen, ist schließlich kein besonders gesundes Vorgehen. Der ersehnte stimmungsaufhellende Effekt ist nicht einmal garantiert. Garantiert sind hingegen häufig die nicht unerheblichen Nebenwirkungen.

Wie viel gesünder ist da doch das Trinken von Gerstengrassaft, wenn dieser nicht nur für bessere Laune sorgt, sondern als Nebenwirkung gleich noch das Herz und – aufgrund seines antioxidativen Potentials – jede einzelne Zelle vor Schäden bewahrt!

Das wusste schon Ann Wigmore, die in ihrem Zentrum in den USA unzählige Menschen mit Grassäften und natürlicher Ernährung heilte – bis sie selbst mit 85 Jahren und nach wie vor mit ihrer natürlichen dunklen Haarfarbe bei einem Brand in ihrem Institut ums Leben kam.

Ann Wigmore fand als eine der ersten heraus, dass man Jugendliche durch eine vitalstoffreiche Ernährung mit einem hohen Anteil an Getreidegrassäften von Drogensucht befreien kann. Die Grassäfte heben das Energieniveau des Körpers und helfen, eine positive Grundeinstellung zu gewinnen, so dass es leichter fällt, der Depression zu entrinnen.

Wie konkret der Gerstengrassaft gegen Depressionen vorgeht, weiß man auch heute noch nicht genau. Was man jedoch weiß, ist, dass der Gerstengrassaft zwar antidepressive Wirkung hat, dabei aber offenbar nicht den Weg der pharmazeutischen Medikamente geht – was uns gerade recht sein kann (z. B. *"Antidepressant-like effects of young green barley leaf (Hordeum vulgare L.) in the mouse forced swimming test"*).

Und wenn der Gerstengrassaft dann auch noch mit den beiden Serotonin-Meistern Quinoa und Amaranth (in Form von z. B. Inka Gold) kombiniert wird, ist die Zimmerdecke möglicherweise so gut stabilisiert, dass sie gar nicht mehr daran denkt, uns auf den Kopf zu fallen.

Gerstengrassaft bei Eisenmangel

Sicher nicht unbeteiligt am antidepressiven Effekt des Gerstengrassaftes dürfte sein interessanter Eisengehalt sein. So weiß man beispielsweise von Kindern und Jugendlichen, dass deren Risiko, an einer psychischen Störung zu leiden (inkl. ADHS, Stimmungsschwankungen und Autismus) mit einem Eisenmangel deutlich steigt (was folgende Studie zeigte: "Association between psychiatric disorders and iron deficiency anemia among children and adolescents: a nationwide population-based study").

Die Angaben zum Eisengehalt im Gerstengrassaft schwanken beträchtlich. Doch kann eine Tagesdosis von 15 Gramm pulverisierten Gerstengrassaftes zwischen 10 und 30 Prozent des Eisenbedarfes decken. Wenn Sie das Pulver ferner gemeinsam mit z. B. frisch gepresstem Orangensaft nehmen, dann kann das darin befindliche Vitamin C die Eisenaufnahme aus dem Gerstengrassaft immens fördern.

Dies zeigt, dass sich Gerstengrassaft auch bei Eisenmangel hervorragend als eine Komponente Ihres ganzheitlichen Programms - gemeinsam mit grünen Smoothies, Trockenfrüchten, Nüssen, Hirse, Quinoa, Amaranth, Chiasamen sowie ausreichend Früchten und Gemüsen – zur optimierten Eisenversorgung anbietet.

Reich an Magnesium

Idealerweise liefert der Gerstengrassaft außerdem eine Menge Magnesium, nämlich über 350 mg pro 100 g pulverisierten Gerstengrassaftes – und hilft damit, den heute üblichen Magnesiummangel einzudämmen. Der hohe Magnesiumgehalt ist nicht zuletzt auf den Chlorophyllreichtum des Gerstengrassaftes zurückzuführen, denn jedes Chlorophyllmolekül trägt in der Mitte ein Magnesiumteilchen.

Chlorophyll versorgt aber nicht nur mit Magnesium, sondern hat derart vielfältige, höchst positive Auswirkungen auf den Organismus, dass wir dazu schon spezifische Artikel verfasst haben, an die wir Sie an dieser Stelle gerne verweisen möchten (siehe themenrelevante Artikel weiter unten: Chlorophyll schützt, nährt, vitalisiert und heilt, Entgiftung mit Chlorophyll und Chlorophyll: Zehnmal wirksamer gegen Krebs als Chemotherapie)

Darin wird einerseits auf die stark entgiftende Wirkung des Chlorophylls hingewiesen, was sich zuallererst - bei regelmäßigem Gerstengrassaftverzehr – in reiner Haut, gesunder Verdauung und verschwundenen Körpergerüchen bemerkbar macht. Andererseits hat sich gezeigt, dass Chlorophyll eine konkret krebsbekämpfende Wirkung mit sich bringt, was sich in Studien besonders im Hinblick auf Darmkrebs beweisen ließ.

Heilsam für den Darm

Doch schützt der Gerstengrassaft den Darm nicht nur vor dem Allerschlimmsten, sondern sorgt ganz generell für ein perfektes Darmmilieu. Im Gerstengras sind alle nötigen Rohstoffe enthalten, die:

1. die Darmschleimhaut heilen helfen,
2. die Darmschleimhaut vor weiteren Gefahren schützen,
3. das Darmmilieu so verbessern, dass sich eine gesunde Darmflora entwickeln kann,
4. den Wassergehalt des Stuhls regulieren und
5. entzündlichen Prozessen entgegenwirken.

Aus all diesen Gründen hat sich Gerstengrassaft sogar bei Colitis Ulcerosa (einer chronisch entzündlichen Darmerkrankung) als symptomlindernd erwiesen – und zwar bei täglich 30 Gramm Gerstengrassaft in Pulverform.

Und wie sieht es mit Candida-Infektionen aus? Kann der Gerstengrassaft auch hier helfen? Gerstengrassaft gegen Candida.

Oft überlegt man hin und her, welcher Grassaft denn wohl am besten ist. Soll man Gerstengrassaft trinken? Oder Weizengrassaft? Oder vielleicht lieber Dinkelgrassaft?

Bei Candida-Infektionen ist jede weitere Grübelei zwecklos. Denn hier steht fest: Der Gerstengrassaft muss es sein. Seine Eigenschaften gemeinsam mit seinem niedrigen Zuckergehalt– worauf sein herb-würziges Aroma hinweist – machen ihn zu jenem Grassaft, der Candida in die Flucht schlägt (selbstverständlich im Rahmen einer ganzheitlichen Anti-Candida-Therapie).

Weizengrassaft schmeckt lieblich süß und scheint den Pilzen immer noch ausreichend Raum zum Schalten und Walten zu lassen. Der Gerstengrassaft hingegen trägt erfahrungsgemäß rasch zur Eliminierung der Pilze und damit auch des oft ständigen Blähbauchs bei.

Gerstengrassaft für die ganze Familie

Gerstengrassaft bietet also bei geringstem Aufwand so viele gesundheitliche Vorteile, dass sein Genuss für die ganze Familie zur Gewohnheit werden sollte.

Menschen, die nicht gerne viel Zeit in der Küche verbringen, können den Gerstengrassaft in pulverisierter Form – als Gerstengrassaft-Pulver – einfach in Wasser oder Saft mixen und ein- bis dreimal täglich trinken.

Genauso aber stellt der Gerstengrassaft für leidenschaftliche Hobbyköche ein wunderbares Experimentierfeld dar. So gibt es inzwischen Rezepturen, die das Gerstengrassaftpulver nicht nur in Shakes, Salatdressings, Smoothies und Suppen integrieren, sondern auch in köstliche Süßigkeiten und Kuchen. Sie werden überrascht sein, wie gut Gesundes schmecken kann :-).

Doch auch ohne konkretes Rezept können Sie sofort loslegen: Mixen Sie einfach künftig in Ihr Salatdressing ein Löffelchen Gerstengrassaft-Pulver, auch in Ihren Saft kommt ein Löffelchen, in den Teig Ihres basischen Kuchens oder in Ihr Rohkost-Brot geben Sie zwei bis sechs Löffelchen und in Ihren täglichen grünen Smoothie zwei Löffelchen des grünen Pulvers. Auf diese Weise kommen Sie schnell auf die empfohlene Tagesdosis von ca. 15 Gramm.

Nachfolgend zwei einfache Gerstengrassaft-Rezepte:

Gerstengrassaft-Smoothie

Zutaten

Für 1 – 2 Personen

Saft aus 3 – 4 Orangen

1 große Banane

150 g Beeren nach Wunsch

Etwas geriebene Zitronenschale

2 gehäufte TL Gerstengrassaft-Pulver (ca. 6 Gramm)

Zubereitung

Alle Zutaten in einen Mixer geben und mixen. Anschließend mit Wasser auf die gewünschte Konsistenz verdünnen, noch einmal kurz mixen oder einfach unverdünnt genießen.

Gurkenaufstrich mit Gerstengrassaft

Zutaten

Für 1 – 2 Portionen

1 Avocado, ohne Kern und von der Schale befreit

1 kleine Gurke

50 g Sonnenblumenkerne angekeimt

1 - 2 EL Apfelessig

1 EL Hanföl

2 TL Gerstengrassaft-Pulver

Frischer Dill

Zubereitung

Avocado, Gurke, Sonnenblumenkerne, Essig und Gerstengrassaft-Pulver im Mixer mixen. Anschließend das Öl unterheben und mit gehacktem Dill bestreuen.

Bezugsquelle: http://www.aspermuehle.de/Graeser/Gerstengras-Bio/

Giersch und das Smoothie-Rezept

Sie möchten bereits im Frühjahr Wildkräuter für Ihren Grünen Smoothie ernten? Perfekt, dann empfehlen wir Ihnen die vitale Pflanze Giersch!

Allgemeine Informationen

Wissenschaftlicher Name: Aegopodium podagraria

Pflanzenfamilie: Doldenblütler / Apiaceae

Sammelzeit: Die Blätter können von April bis Oktober, die Blüten und Samen in den Sommermonaten von Juni bis August gesammelt werden.

Orte: Er bevorzugt feuchte, schattige Lagen und wächst in Auwäldern, Hecken und in privaten Gärten. Für viele Gartenbesitzer, die Giersch nicht für die Küche nutzen, gilt der Giersch als lästiges Unkraut, das man kaum wieder loswird. Durch unterirdischer Ausläufer breitet er sich meist stürmisch aus.

Inhaltsstoffe: Ätherisches Öl, Eiweiß, Chlorogensäure, Cumarine, Flavonolglykoside, Harz, Hyperosid, Isoquercitrin, Kaffeesäure,

Kalium, Magnesium, Calcium, Vitamin C, Vitamin A, Phenolcarbonsäuren

Verwendete Pflanzenteile: Blätter, Blüten, Früchte

Besonderheiten

Bereits die Römer sollen auf die vitale Pflanze aufmerksam geworden sein, weshalb diese als eines der ältesten und bekanntesten Wildgemüse gilt. Heutzutage finden wir den Giersch an Orten, an denen sich viele Menschen angesiedelt haben, sogar in Massen vor.

Tipps für den Grünen Smoothie mit Giersch

Der Giersch gilt als außergewöhnlicher Eiweiß-Lieferant und erfreut uns zudem mit seinem hohen Vitamingehalt (Vitamine A und C), seinen reichhaltigen Mineralien und Spurenelementen. Insbesondere in der Frühjahrszeit ist er sehr beliebt, wenn man nur wenige andere Wildkräuter-Arten ernten kann. Das Kraut soll besonders reich an Kalium sein. Da man auch nicht groß auf die Dosierung achten muss, sind diese Wildkräuter eine willkommene Zutat für unsere Grünen Smoothies. Zerreibt man die Stengel und Blätter erhält man als Ergebnis einen frischen Möhren-Geruch. Dabei schmeckt der Giersch scharf, würzig und aromatisch, seine jungen Triebe und Blüten eher etwas süßlich und habe Ähnlichkeit mit der bekannten Petersilie.

Diese vitale Pflanze kann man wunderbar püriert mit Obst, Tomaten oder Gurken verzehren. Auch für Salate (insbesondere die jungen Blätter, die älteren sollten sorgfältig kleingehackt werden), Wildkräutersuppen, Kräuterquark, selbstgemachte Mayonnaise oder Pesto kann er hervorragend verwendet werden.

Eigenschaften

Dem Giersch schreibt man eine entzündungshemmende, krampflösende, verdauungsanregende, harntreibende, harnsäurelösende, entwässernde, beruhigende und antirheumatische Wirkung zu.

Anwendungsbereiche

Die Wildkräuterart Giersch soll besonders gut gegen Rheuma, Gicht, Arthritis, Übergewicht, Verdauungsproblemen und Hämorrhoiden helfen.

Smoothie-Rezept mit Giersch

1-2 Hand voll Giersch

1 Hand voll Spinat

einige Zitronenverbenenblätter

1 Banane

1 Pfirsich

1 Hand voll grüne Weintrauben

1 Mango

1 kleines Stück Ingwer

Wasser oder Eiswürfel immer nach eigenem Geschmack

Gundermann und das Smoothie-Rezept

Eine ausgesprochen interessante Wildkräuterart stellt der Gundermann dar, ist er doch bekannt und beliebt als würzige Zutat in der Küche z.b. als Smoothie und Bereicherung der Hausapotheke.

Allgemeine Informationen

Wissenschaftlicher Name: Glechoma hederacea

Pflanzenfamilie: Lippenblütler / Lamiaceae

Sammelzeit: Die Blätter können hauptsächlich von März bis Juni / Juli, die Blüten von Mai bis Juni / Juli gesammelt werden. In den Wintermonaten überleben lediglich die großen Blätter, die aber wiederum nicht wirklich schmackhaft sind.

Orte: Der Gundermann mit seinen schönen lilafarbenen Blüten mag frische, nährstoffreiche Wiesen und Gärten, wächst klein und unauffällig im Schatten, in der Sonne und gilt als sehr pflegeleicht und anspruchslos. Er kann wunderbar als Bodendecker im Garten eingesetzt werden – ähnlich wie Efeu.

Inhaltsstoffe: Saponine, ätherisches Öl, Gerbstoffe, Bitterstoffe

Verwendete Pflanzenteile: Blätter, Blüten

Besonderheiten

Aufgrund seiner vielen Bitterstoffe wurde der Gundermann früher vor der Kultivierung des Hopfens zur Konservierung von Bier verwendet genutzt. Heute tauchen die Wildkräuter aufgrund ihrer giftbindenden Eigenschaft oft in Verbindung mit Detox und der Entgiftung des Körpers auf.

Tipps für den Grünen Smoothie mit Gundermann

Da Gundermann ein intensives, herb-aromatisches Würzkraut ist, sollte es für unsere Grünen Smoothies nur sparsam verwendet werden. Die optimale Verwendung lautet daher kleine Mengen, aber gerne ein kontinuierlicher Einsatz über einen längeren Zeitraum.

Gundermann, mit seinem Minze ähnlichen und lakritzartigen Geschmack, kann wunderbar mit Obst oder Gemüse kombiniert oder in den Salat gegeben werden. Darüber hinaus ist Gundermann eine gerne gesehene Zutat in Kräuteraufstrichen, Kräutersuppen, Kräuterbutter oder Pestos und kann ideal zum Würzen von gegrillten Gerichten verwendet werden.

Eigenschaften

Dem intensiven Gundermann, auch Echt-Gundelrebe genannt, sagt man eine entzündungshemmende, schleimlösende, stoffwechselfördernde und die Niere und Blase anregende Wirkung nach.

Anwendungsbereiche

Gundermann soll den Stoffwechsel in Schwung bringen und gegen eitrige, schlecht heilende Wunden, chronischen Schnupfen oder Husten oder auch bei Magenschleimhautentzündungen helfen und stellt somit eine absolute Bereicherung für die Hausapotheke dar.

Smoothie-Rezept mit Gundermann

4-5 Blättchen Gundermann

1 Hand voll Wildkräuter oder Salat nach Wahl

1/2 Salatgurke

1 Banane

1 Birne

1 dicke Scheibe Ananas

ca. 10-15 Erdbeeren

1 kleines Stück Ingwer

Wasser oder Eiswürfel immer nach eigenem Geschmack

Himbeere und das Smoothie-Rezept

Die Himbeere gilt neben der Erdbeere als mit die hochwertigste und geschmackvollste Gartenfrucht und kann auch wunderbar als Zutat für unsere grünen Smoothies verwendet werden. Vielfältig, reich an Vitaminen, Spurenelementen und sekundären Pflanzeninhaltsstoffen verzaubert uns die Himbeere mit ihrem köstlichen Aroma.

Allgemeine Informationen

Wissenschaftlicher Name: Rubus idaeus

Pflanzenfamilie: Rosengewächse / Rosaceae

Sammelzeit: Die Blätter können von April bis September, die Früchte von Mai bis August gesammelt werden.

Orte: Himbeeren gehören zu den Wildkräutern, die insbesondere an sonnigen Waldrändern und Waldlichtungen zu finden sind und sich dort ausgesprochen wohl fühlen, wo sie möglichst tiefgründige und vor allem humose Böden mit einer ausgeglichenen Wasserversorgung vorfinden.

Inhaltstoffe: Gerbstoffe, Vitamin A, B und vor allem C, Folsäure, Magnesium, Calcium, Antioxidantien, Flavonoide

Verwendete Pflanzenteile: Blätter, Früchte

Besonderheiten

Himbeeren sind ein beliebter Klassiker in der Küche. Ob im Kuchen, in der Mandelmilch, im Milch-Shake, in der Marmelade, im Schnaps oder in Kombination mit Eis – die Himbeere ist ein Allrounder und wird neumodisch gerne als Superfood bezeichnet.

Tipps für den Grünen Smoothie mit Himbeeren

Die Himbeere gehört sicherlich nicht zu den billigsten Fruchtsorten, begeistert aber mit ihrem exzellenten, süßen Aroma. Parallel dazu verzaubert sie uns insbesondere im Sommer mit ihrem milden, leicht sauren Geschmack. In einen Grünen Smoothie bringt sie viel Abwechslung rein und lässt sich von den preiswerten Smoothie-Mixern ebenso leicht verarbeiten wie von den Profi-Mixern. Eine Übersicht erhalten Sie hier.

Eigenschaften

Der vitaminreichen Himbeere werden appetitanregende, entwässernde und abführende, antibiotische, blutreinigende, blutbildende und entzündungshemmende Wirkstoffe nachgesagt.

Anwendungsbereiche

Die Himbeere soll das wichtige Immunsystem und dessen Abwehrstoffe unterstützen und den Stoffwechsel anregen. Zudem soll die süße Gartenfrucht auch bei Blasen- und Nierenleiden, Verdauungsstörungen, Sodbrennen, Rheumatismus, Zahnfleischentzündungen, Halsentzündungen oder auch im Rahmen einer Geburtsvorbereitung helfen.

Smoothie-Rezept mit Himbeeren

1 Hand voll Himbeeren

1 Hand voll Wildkräuter oder Salat nach Wahl

1 große Scheibe Ananas

1 Apfel

1 Orange

1 Birne

1 kleines Stück Ingwer

Wasser oder Eiswürfel immer nach eigenem Geschmack

Hopfen und das Smoothie-Rezept

Heute lernen wir die Wildkräuterart Hopfen näher kennen. Der Hopfen steht auch als Symbol für Fruchtbarkeit und durfte sich 2007 als die Arzneipflanze des Jahres feiern lassen.

Allgemeine Informationen

Wissenschaftlicher Name: Humulus lupulus

Pflanzenfamilie: Hanfgewächse / Cannabaceae

Sammelzeit: Junge Triebe können von April bis Mai, die Blüten im Spätsommer in den Monaten Juli und August und die Hopfenzapfen von August bis September gesammelt werden.

Orte: Der Hopfen liebt stickstoffreiche Orte sowohl in der Sonne als auch im Schatten mit ausreichend Feuchtigkeit. Dabei bevorzugt er Auenwälder, Waldränder, Lichtungen und Gebüsche.

Inhaltstoffe: Hopfenbitterstoffe, Humulone (α-Hopfenbittersäuren), Lupulone (β-Hopfensäuren), ätherisches Öl (Hopfenöl), Gerbsäure, Harze (vor allem Hopfensäuren), Gerbstoffe, Flavonoide, Phyto-Östrogene

Verwendete Pflanzenteile: Triebe, Fruchtzapfen / Ähren

Besonderheiten

Der Hopfen gehört sicherlich zu den bekannteren Wildkräutern und ist den meisten wohlvertraut vom Biertrinken. Der Hopfen wird größtenteils zum Bierbrauen verwendet und verleiht diesem sein ausgeprägtes Aroma und seine typische Bitterkeit. Er ist aber auch teils für die beruhigende Wirkung des Bieres verantwortlich und wirkt darüber hinaus konservierend und schaumstabilisierend. Der Hopfen ist ein echter Allrounder und wird auch als Geschmacksbereicherung für Schnäpse und in der Heilkunde bzw. zu medizinischen Zwecken u.a. als Sedierungsmittel (Beruhigungsmittel) verwendet.

Das typische am Hopfen sind seine zackigen Blätter mit den hübschen grüngelben Zapfen. Er ist eine Kletterpflanze und kann durch seine bis zu 7 Meter hohen Rankstellen ganzen Landschaften, wie beispielsweise der Holledau in Bayern, ein typisches Aussehen verleihen.

Tipps für den Grünen Smoothie mit Hopfen

Ganz besonders gut entfalten sich die frischen Triebe im grünen Smoothie. Ausschlaggebend für die Wirkung von Hopfen sind seine enthaltenen Bitterstoffe Humulon und Lupulon, die zunächst anregend wirken. Bei ihrem Abbau hat der Hopfen dann aber eine beruhigende Wirkung und sorgt für ein herb-frisches Aroma.

Allgemeiner Tipp für die Küche: Die jungen, zarten Hopfensprossen machen sich nach kurzem Kochen in Dampf oder Salzwasser auch als Delikatesse mit einem fein harzigen Geschmack sehr gut.

Eigenschaften

Die Wirkung des Hopfens wird als krampflösend, beruhigend, ausgleichend, entzündungshemmend, blutreinigend, tonisierend und antibakteriell beschrieben.

Anwendungsbereiche

Hopfen soll bei Migräne, Unruhe, Herzklopfen, Fieber, Schlafstörungen, Magenbeschwerden, Magenkrämpfen, Blasenentzündungen, Blasensteinen, Angstzuständen, Hormonschwankungen in den Wechseljahren oder bei Menstruationsbeschwerden erfolgreich sein.

Smoothie-Rezept mit Hopfen

2 Hopfenzapfen

10 Brennnesselblätter

5 Blätter Zitronenmelisse

1 Teelöffel Lavendelblüten

5 Basilikumblätter

½ Gurke

1 Orange

Wasser oder Eiswürfel immer nach eigenem Geschmack

Löwenzahn und das Smoothie-Rezept

Auch der Löwenzahn mit seinen gezackten Blättern zählt zu den essbaren Wildkräutern. Auch bekannt als Pusteblume, da sich die Samen mit seinen kleinen „Fallschirmen" leicht wegpusten lassen, ist diese Krautart eine ausgesprochen interessante Zutat für Grüne Smoothies.

Allgemeine Informationen

Wissenschaftlicher Name: Taraxacum officinale

Pflanzenfamilie: Korbblütler / Asteraceae

Sammelzeit: Löwenzahn-Blätter und Wurzeln können vom Frühjahr bis Herbst, die Blüten im März und April gesammelt werden.

Orte: Löwenzahn wächst auf Wiesen, am Wegesrand, am Waldrand oder an Lichtungen. Erkennbar ist er in erster Linie anhand der gelben Blüte in Kombination mit seinen Blättern mit unterschiedlichen Zacken.

Inhaltsstoffe: Bitterstoffe, Vitamine, Cholin, Inulin, Mineralien, Schleimstoffe, Cumarin

Verwendete Pflanzenteile: Blätter, Blüten, Wurzel

Besonderheiten

Der Löwenzahn ist eine Pflanzenart mit einer geringen ökologischen Potenz und resultierend daraus mit einer niedrigen Toleranz auf seine Umwelt-Veränderungen. Eine derartige Zeigerpflanze ist ein Bioindikator und gibt Hinweise zur Beschaffenheit des jeweiligen Bodens. Eine volle Blüte ist folglich ein klares Zeichen für ein überdüngtes Feld. In einem solchen Fall versucht der Löwenzahn dieses Feld zu "reinigen". Grüne Smoothie-Fans sollten aus diesem Grund nur Löwenzahn verwenden, der "normal" wächst.

Tipps für Grüne Smoothies mit Löwenzahn

Wer einen eher milden Geschmack bevorzugt, sollte junge Blätter für seinen Grünen Smoothie verwenden oder zusätzlich weitere andere Wildkräuter wie Gänseblümchen, Giersch oder Gänsefingerkraut hinzugeben. Der Anwender, der einen etwas bitteren Geschmack favorisiert, sollte die älteren Blätter in den Smoothie-Mixer geben. Diese können sich zudem auch positiv auf die Verdauungsorgane auswirken. Achten Sie zudem auf die Farbe der Blätter. Bei einer sehr dunklen Farbe ist die Wahrscheinlichkeit, dass der Löwenzahn überdüngt wurde, deutlich höher. Je runder dagegen die Blätter, desto gesünder ist das Wildkraut und kann umso wirksamer für den Grünen Smoothie verwendet werden. Auch die Wurzel der Pflanze kann zerkleinert und in den Mixer gegeben werden. Für einen Hochleistungsmixer oder einen Profimixer stellt diese Aufgabe keine große Herausforderung dar.

Eigenschaften

Löwenzahn soll antibakteriell und damit entzündungshemmend, blutbildend, blutreinigend, tonisierend und harntreibend wirken.

Anwendungsbereiche

Es wird angenommen, dass der Löwenzahn die Verdauung unterstützt, Leber und Galle pflegt, bei Rheuma helfen kann, Nierensteine auflöst und positive Effekte bei Pickel und chronischem Hautleiden haben kann.

Smoothie-Rezept mit Löwenzahn

5 Blätter Löwenzahn

1 Banane

200 g Heidelbeeren

2 Blätter Wirsing

1 Kiwi

1 kleines Stück Ingwer

Wasser oder Eiswürfel nach eigenem Geschmack

Mädesüß und das Smoothie-Rezept

Mädesüß – nicht nur der betörende Sommerduft voller Entspannung und Lebensfreude, sondern auch der süßlich-herbe Geschmack machen diese Wildkräuterart so besonders. Auch der Einsatz in einem Grünen Smoothie belebt die Sinne und macht fröhlich.

Allgemeine Informationen

Wissenschaftlicher Name: Filipendula ulmaria

Pflanzenfamilie: Rosengewächse / Rosaceae

Sammelzeit: Die Blätter können von Juni bis August, die Blüten von Mai bis September und die Wurzeln im Herbst und im Frühling gesammelt werden.

Orte: Mädesüß liebt feuchte Böden am Ufer von Flussläufen, feuchte Wiesen und Gräben.

Inhaltstoffe: Ätherisches Öl, Vanillin, Salizylsäure, Gerbsäure, Heliotropin, Zitronensäure, Gaultherin, Farbstoff Spiraein, Kieselsäure

Verwendete Pflanzenteile: Blätter, Blüten, Wurzeln

Besonderheiten

Mädesüß hat im Laufe der Jahrzehnte zahlreiche Alternativnamen wie Geißbart, Wiesenkönigin (Anspielung auf die imposante Größe der Stauden), Bacholde (hohe Ähnlichkeit mit den Blüten des Holunders) oder auch Stopparsch (aufgrund der Verwendung bei Durchfallerkrankungen) erhalten.

Angeblich wurde Mädesüß früher mit Wagenschmiere verrührt als Salbe zum Einreiben von Schwellungen bei Gliederschmerzen herangezogen.

Bitte beachten Sie, dass Mädesüß Acetylsalicylsäure enthält. Sollten Sie dagegen allergisch sein, empfehlen wir die Wildkräuter nicht zu verwenden.

Insbesondere in der französischen oder auch belgischen Küche wird Mädesüß oftmals eingesetzt. In Deutschland eher selten. Wobei nicht nur die Menschen von den süßen Blüten des Mädesüß angezogen werden. Auch Insekten mögen diese Wildkräuter, weshalb ein sorgfältiges Waschen vor dem Gebrauch ratsam ist.

Mädesüß kann wunderbar für eine aromatische Tee-Produktion oder auch für die spritzige Aromatisierung von altem Wein verwendet werden. Darüber hinaus wird Mädesüß aber vor allem auch für das Aromatisieren von Süß- und Fruchtspeisen (z.B. Kuchen) sowie von Getränken (z.B. Likör) eingesetzt. Sie verleihen einen einzigartigen süßlich-herben Geschmack.

Tipps für den Grünen Smoothie mit Mädesüß

Die oben beschriebenen Stärken sorgen auch als Zutat in einem Grünen Smoothie für einen herrlichen Duft und ein wundervolles Mandelaroma.

Eigenschaften

Mädesüß soll ein Allrounder mit zahlreichen positiven Eigenschaften sein. So sagt man dem Mädesüß schmerzstillende, entgiftende, entzündungshemmende, schweißtreibende, harntreibende und blutreinigende Wirkstoffe nach.

Anwendungsbereiche

Es wird gesagt, dass die Wildkräuter des Mädesüß bei Rheuma, Magenproblemen, Nierenproblemen, Darmproblemen, Blasenproblemen, Migräne, Kopfschmerzen, allgemeinen Schmerzen, Grippe, Erkältungen, Fieber oder Gicht helfen sollen.

Smoothie-Rezept mit Mädesüß

4 Stängel Mädesüß

1 Hand voll Wildkräuter wie z.B. Brunnenkresse, Spitzwegerich, Giersch oder Salat nach Wahl

1 Banane

1 Apfel

1/2 Avocado

1 Kiwi

Wasser oder Eiswürfel immer nach eigenem Geschmack

Malve und das Smoothie-Rezept

Ist Ihnen eine gute Konsistenz im Grünen Smoothie wichtig? Dann können wir die Wildkräuter der Malve empfehlen, die exakt dafür sorgen und nebenbei auch noch angenehm mild schmecken.

Allgemeine Informationen

Wissenschaftlicher Name: Malva neglecta

Pflanzenfamilie: Malvengewächse / Malvaceae

Sammelzeit: Die Wurzeln können im März, April und Oktober, die Blätter von April bis Juli, die Blüten von Juni bis Oktober, die Samen von August bis September gesammelt werden.

Orte: Die Malve mag sonnige, trockene Plätze an Wegesrändern, auf Schuttplätzen, an Mauern und an Zäunen.

Inhaltsstoffe: Schleimstoffen (neutrale und saure Polysaccharide, Anthocyangehalt (in den Blättern), Spuren an Gerbstoffen und Sesquiterpenen, Flavonoide und Diterpene, Kalium, Eisen, Eiweiß

Verwendete Pflanzenteile: Blätter, Blüten, Wurzeln, Samen

Besonderheiten

Malve, aus dem Griechischen von dem Wort "malakos" abgeleitet, kann im Deutschen mit dem Wort "weich" übersetzt werden – ein Hinweis auf die erweichenden Eigenschaften des Wildkrauts.

Deren Wurzel ist übrigens ein vorzügliches Pflegemittel für die menschlichen Zähne, welches Infektionen im Mundraumverhindert und vor Mundfäule schützt.

Tipps für den Grünen Smoothie mit Malve

Malve ist in der Küche in erster Linie durch den Malventee bekannt geworden. Wobei dieser heutzutage meist nur noch wegen seiner hübschen Farbe als Haus-Tee angeboten, aber weniger als wertvolles Heilmittel oder alternative Küchenzutat hergenommen wird. Aber auch als Zutat für einen Grünen Smoothie eignet sich die schöne Pflanze bestens. Dabei sorgen diese Wildkräuter für eine super Konsistenz. Der ausgesprochen weiche, milde Geschmack erfüllt sein Übriges – absolut empfehlenswert.

Eigenschaften

Die Malve soll Stoffe enthalten, die schleimlösend, reizmildernd und entzündungshemmend wirken.

Anwendungsbereiche

Der Malve sagt man nach, dass sie sehr gut bei Schleimhautreizungen im Mund- und Rachenraum, Kehlkopf- und Stimmbänderentzündungen, Schleimhautentzündungen, Reizhusten, Bronchitis, Fieber, Magen- und Darmschleimhaut-Entzündungen, Reizmagen, Sodbrennen oder auch bei Hautreizungen eingesetzt werden kann

Smoothie-Rezept mit Malve

1 Hand voll Blätter und Blüten der Malve

1 Hand voll Wilde-Möhren-Blätter

1/2 Salatgurke

1 Banane

1 Hand voll grüne Weintrauben

2 Pfirsiche

1 Birne

1 kleines Stück Ingwer

Wasser oder Eiswürfel immer nach eigenem Geschmack

Palmkohl und das Smoothie Rezept

Palmkohl (auch Schwarzkohl oder Toskanischer Kohl) hat 60-80 cm lange Blätter, die bis zu 10 cm breit werden und an Palmwedel erinnern. Palmkohl ähnelt Wirsing und Grünkohl, ist aber milder und von kräftig dunklem Grün.

Allgemeine Informationen

Wissenschaftlicher Name: Brassica oleracea

Pflanzenfamilie: Kreuzblütengewächse

Sammelzeit: Oktober November nach den ersten Nachtfrösten

Orte: Der Palmkohl wird traditionell viel in Norditalien besonders in der Toskana angebaut.

Inhaltsstoffe: Je älter die Blätter sind, desto mehr Fasern (Trockensubstanz) enthalten sie. Besonders alte Blätter haben einen recht hohen Fasergehalt und sind für die industrielle Verarbeitung qualitativ nicht geeignet. Auch der Nitratgehalt ist höher als bei jüngeren Blättern. Der Nitratgehalt steigt auch mit dem Alter der Pflanzen, was sich aber nicht auf den oberen Pflanzenteil auswirkt.

Verwendete Pflanzenteile für den Smoothie: Die Blätter

Besonderheiten

Diese Form des Gemüsekohls kommt auf einen durchschnittlich hohen Anteil an Chlorophyll und stellt somit viele Nährstoffe bereit. Allerdings ist zu beachten, dass die Blätter ungemein feste Fasern enthalten können. Es bedarf daher eines starken Mixers oder es sollte möglichst nur Kohl mit jungen und somit noch sehr feinen Blättern erarbeitet werden. Je größer und älter die Blätter, desto höher der Anteil an zähen Fasern.

Da Palmkohl für seine faserigen Blätter bekannt ist, wird ihm häufig ein holziger Geschmack unterstellt. Dabei ist dies überhaupt nicht der Fall. Tatsächlich ist diese Kohlsorte im Geschmack sogar milder als Grünkohl. Es lohnt sich daher, ihn ruhig auszuprobieren. Viele Smoothie-Freunde sind überrascht, wie mild dieser Kohl schmeckt.

Smoothie-Rezept mit Palmkohl

5 Blätter Palmkohl (ohne Stengel)

1 Handvoll Spinat

1 Handvoll Wildkräuter (Brennnessel, Vogelmiere, Gundermann)

1/2 Avocado

1/2 Salatgurke

1 reife Banane

1 kleiner Apfel

1 Scheibe Zitrone mit Schale (~ 1cm)

Saft von zwei Orangen

etwas Wasser

(ergibt circa 1 Liter Smoothie)

Zur Abwechslung mal mit Himbeeren und Hanfsamen probieren.

Lungenkraut und das Smoothie-Rezept

Sammelzeit: Mai und Juni

Orte: Wächst in Laubwäldern und in Gebüschen, an Waldrändern und Wiesenrändern, sowohl im Schatten als auch in der Sonne. Das Kraut fühlt sich äußerst wohl auf nährstoffreichen und leicht basischen, meist kalkhaltigen, steinigen oder reinen Lehmböden.

Besonderheiten

Raublattgewächs, welches seinen Namen aus der weit verbreiteten Meinung der heilsamen Wirkung bei Lungenleiden erhalten hat.

Geschmacklich erinnert es an eine Gurke

Blütenfarben: blau und rosa

Hoher Bestandteil an Kieselsäure, was wiederum positiv für das menschliche Bindegewebe sein soll. Des Weiteren soll dieses lindernd auf Reizhusten und Entzündungen der oberen Atemwege wirken.

Je kräftiger die weißen Punkte auf den Blättern, desto höher der Kieselsäureanteil.

Viele Mineralstoffe und Vitamine

Tipp: Kann auch in größeren Mengen für Grüne Smoothies verwendet werden

Smoothie-Rezept mit Lungenkraut

2 Bananen

1 Apfel

1 Orange

3 Pflaumen

2 Hände voll Lungenkraut

300 ml Wasser

Pfefferminze und das Smoothie-Rezept

Allgemeine Informationen

Wissenschaftlicher Name: Mentha piperita

Pflanzenfamilie: Lippenblütler / Lamiaceae

Sammelzeit: Die Pfefferminze kann am besten im Frühsommer noch vor der Blüte gesammelt werden.

Orte: Die Pfefferminze wächst ziemlich unkompliziert und mag dabei sonnige bis halbschattige, durchlässige, humose, nährstoffreiche, feuchte Böden und vermehrt sich von selbst durch Wurzelausläufer. Aus diesen sprießen jeweils wieder neue Pfefferminzpflanzen.

Inhaltstoffe: Ätherische Öle (z.B. Menthol), Bitterstoffe, Gerbstoffe, Enzyme, Valeriansäure, Flavonoide

Verwendete Pflanzenteile: Blätter

Besonderheiten

Es wird überliefert, dass die Pfefferminze bereits seit Jahrtausenden von Jahren als Heilpflanze angebaut wird. Selbst in

3.000 Jahre alten ägyptischen Gräbern konnte man die Pfefferminze als Grabbeigabe identifizieren.

Tipps für den Grünen Smoothie mit Pfefferminze

Bei der Pfefferminze sind der Fantasie keine Grenzen gesetzt. Ob in erfrischenden Sommergetränken, in Salaten, in Suppen, in Saucen, im Gewürzessig, in herzhaften Speisen oder in Nachspeisen, die Pfefferminze mit ihrem bekannten aromatisch scharfen Duft und Geschmack ist in jeder Küche immer herzlich willkommen.

Ja, natürlich passt sie auch perfekt in Grüne Smoothies und verleiht diesen einen ganz besonderen Pep und knackigen Geschmack! Hierbei sollten Sie allerdings auf eine dezente Verwendung achten, denn mit ihrem durchdringenden Eigengeschmack kann sie schnell den der anderen Zutaten übertönen.

Eigenschaften

Die Pfefferminze gilt als großer Allrounder mit zahlreichen Eigenschaften. So soll sie belebende, anregende, erfrischende, desinfizierende, wohlriechende, geruchshemmende, deodorierende, krampflösende, kühlende, verdauungsfördernde, appetitzügelnde, blähungstreibende, gallentreibende und beruhigende Eigenschaften haben.

Anwendungsbereiche

Man sagt der Pfefferminze nach, dass sie bei Magen- und Darmbeschwerden, Kopfschmerzen, Migräne, Mundgeruch, Gallensteine, Blasenentzündungen, Durchfall, Blähungen, Hexenschuss, Appetitlosigkeit, Fuß- und Wadenkrämpfen, Leberleiden, Hexenschuss, Nervenschmerzen, Nervosität, Zahnschmerzen, Sonnenbrand, Rheuma, Rückenbeschwerden, Quetschungen, Prellungen, Übelkeit, Verrenkungen und Verstauchungen helfen kann.

Smoothie-Rezept mit Pfefferminze

1 Grapefruit

10 Blätter Pfefferminze

1 Orange

1 Birne

1 Pfirsich

1 Scheibe Ananas

1 Banane
5-10 Erdbeeren
1/2 Bio-Limette
1 kleines Stück Ingwer
Wasser oder Eiswürfel nach eigenem Geschmack

Ringelblume und das Smoothie-Rezept

Allgemeine Informationen

Wissenschaftlicher Name: Calendula officinalis

Pflanzenfamilie: Korbblütler / Asteraceae

Sammelzeit: Die Ringelblume kann in den Monaten Mai bis Oktober gesammelt werden.

Orte: Die Ringelblume mag insbesondere sonnige, wasserdurchlässige und humose Böden.

Inhaltstoffe: Bitterstoffe, ätherisches Öl, Calendula-Sapogenin, Glykoside, Carotinoide, Flavonoide, Beta-Sitosterol, Xanthophylle, Salizylsäure, Saponine, Violaxanthi, Stigmasterol

Verwendete Pflanzenteile: Blätter, Blüten

Besonderheiten

Man munkelt, dass die Ringelblume das Tageswetter voraussagen kann. Bei geöffneten Blüten zwischen 6 und 7 Uhr wird es einen schönen sonnigen Tag geben, sind diese jedoch nach 7 Uhr immer noch geschlossen, muss mit schlechtem Wetter oder sogar mit Regen gerechnet werden.

Tipps für den Grünen Smoothie mit Ringelblume

Die Ringelblume gilt mit ihren reichlich enthaltenen ätherischen Ölen und ihren Harzen als eine aromatische Pflanze, deren Blätter einem Grünen Smoothie, einer Suppe oder einer Sauce eine angenehm, mild-aromatische, bittersüß-salzige Würze geben (je älter die Blätter allerdings, desto bitterer im Geschmack). Die Blüten können zudem wunderbar als Deko benutzt werden.

Eigenschaften

Der Ringelblume sagt man eine wundheilende, entzündungshemmende, abschwellende, reinigende, krampflösende, antibakterielle, menstruationsfördernd, anregende und adstringierende Wirkung nach.

Anwendungsbereiche

Ihre Blütenextrakte finden angeblich im Rahmen einer Steigerung der Widerstandskraft und Beruhigung eine vielseitige Verwendung bei der Pflege von empfindlicher und stark beanspruchter Haut. Darüber hinaus soll die Ringelblume sinnvoll bei Wunden und Quetschungen und in der Kosmetik zum Aufhellen und der Pflege der Haare eingesetzt werden können.

Smoothie-Rezept mit Ringelblume

1 Hand voll Wildkräuter (Ringelblume, Brennnessel, Giersch)

1 Handvoll Spinat oder Salat nach Wahl

2 Äpfel

2 Orangen

1 Banane

1 Kiwi

1/2 Ananas

2 Orangen

1/4 Bio-Zitrone mit Schale

1 kleines Stück Ingwer

Wasser oder Eiswürfel immer nach eigenem Geschmack

Sauerampfer und das Smoothie-Rezept

Lust auf eine Brise "Frische" in Ihrem Alltag? Dann sind Sie hier genau richtig, denn der Sauerampfer verleiht Ihnen exakt diese in Ihren Grünen Smoothies.

Allgemeine Informationen

Wissenschaftlicher Name: Rumex acetosa

Pflanzenfamilie: Knöterichgewächse / Polygonaceae

Sammelzeit: Die Blätter können in den Monaten März bis September, teilweise noch im Oktober gesammelt werden.

Orte: Der Sauerampfer liebt sonnige oder halbschattige, feuchte, nährstoffreiche, auch lehmige oder schwach saure Böden. U.a. Wiesen, Weiden, Wegesränder, Waldstellen oder Ufer.

Inhaltsstoffe: Vitamin C, Eiweiß, Flavonoide, Oxalsäure, Gerbstoffe, Gerbsäure

Verwendete Pflanzenteile: Blätter

Besonderheiten

Die Wildkräuter werden nicht ausschließlich in der Küche eingesetzt. So kann deren Saft beispielsweise zur Beseitigung von Rost oder Schimmel, sowie zur Reinigung von Holz oder Leinen eingesetzt werden.

Tipps für den Grünen Smoothie mit Sauerampfer

Sauerampfer bringt eine bezaubernde frühlingshafte Frische in Ihren Grünen Smoothie. Reich an Vitamin C und Eiweiß, dürfen Sie sich auf einen mehr oder weniger säuerlichen, zugleich sehr aromatischen Geschmack freuen. Ernten Sie hierbei Wildkräuter, die im Schatten gewachsen sind, sind diese etwas milder. Generell sollten beim Sammeln nur Wildkräuter mit makellosen Blättern ausgewählt werden, da die älteren Exemplare mit rostbraunen Löchern im Blatt auf überdüngte Wiesen hinweisen. Die Pflanze passt püriert bestens zu allen Obstsorten, insbesondere zu Bananen und Äpfel.

Achtung: Bitte haben Sie bei roher Verwendung aufgrund des hohen Anteils an Oxalsäure ein Auge auf die Dosierung und geben Sie höchstens eine Hand voll pro Tag in Ihren Smoothie.

Sauerampfer wird auch gerne als Zugabe zu Salaten, Soßen, Kräutersuppen, Kräuterquarks, in Kräuterbutter oder auch zu Fisch verwendet.

Eigenschaften

Man sagt Sauerampfer einen blutreinigenden, harntreibenden, entwässernden, das menschliche Immunsystem stärkenden, magenwirksamen und hautwirksam positiven Effekt nach. Die Blätter sollen zudem durststillend und fiebersenkend wirken und werden daher als Diuretikum angewandt.

Anwendungsbereiche

Sauerampfer kann bei Hautleiden oder Wundinfektionen, bei Brennnessel- und Insektenstichen, bei Frühjahrsmüdigkeit, bei Fieber, bei Verstopfungen oder auch bei Appetitlosigkeit erfolgreich wirken.

Smoothie-Rezept mit Sauerampfer

1 Hand voll Sauerampfer

1 Hand voll Salat nach Wahl

1/2 Honigmelone

1/2 Avocado

1/2 rote Paprika

1/2 Bio-Zitrone mit Schale

1 Banane

2 Äpfel

1 kleines Stück Ingwer

Wasser oder Eiswürfel immer nach eigenem Geschmack

Spitzwegerich und das Smoothie-Rezept

Allgemeine Informationen

Wissenschaftlicher Name: Plantago lanceolata

Pflanzenfamilie: Wegerichgewächse / Plantaginaceae

Sammelzeit: Die Blätter können von April bis September, die Blüten von Mai bis Oktober gesammelt werden.

Orte: Der Spitzwegerich ist herrlich anspruchslos und mag Wiesen aller Art. Besonders liebt er aber sonnige und trockene Wiesen und Wegränder.

Inhaltstoffe: Gerbstoffe, Schleimstoffe, ätherisches Öl, Saponine, Glykoside, Kieselsäure, Vitamin C, Aucubin, antibiotische Stoffe.

Verwendete Pflanzenteile: Blätter, Blüten

Besonderheiten

Der Wegerich wird gern auch als "Wegbeherrscher" bezeichnet. Dies resultiert zum einen aus der lateinischen Übersetzung seines wissenschaftlichen Namens und seiner hartnäckigen Eigenschaft eines Klammeraffens, wodurch er durch die Europäer bis nach

Nordamerika gelangte und dort eine eigene Betitelung mit "Fußtritt des weißen Mannes" erfuhr.

Der Spitzwegerich ist "Arzneipflanze des Jahres 2014" und vielseitig verwendbar. Nicht nur im Smoothie, sondern auch als Sirup oder Sie nehmen die jungen, zarten Blättchen als Zutat für Frühlingssalate, Wildkräutersuppen oder Kräutermischungen.

Tipps für den Grünen Smoothie mit Spitzwegerich

Wie viele andere Wildkräuter kann man auch den Spitzwegerich hervorragend in Grünen Smoothies einsetzen. Dabei hat die Pflanze einen leicht waldigen, grasähnlichen Geruch, die Blätter ein grasiges, gering schleimig-bitteres adstringierendes Aroma und die Blüten einen champignonartigen Geschmack.

Eigenschaften

Der Spitzwegerich soll entzündungshemmende, schleimlösende, hustenreizlindernde, adstringierende, blutreinigende, blutstillende, harntreibende Charakterzuge aufweisen.

Anwendungsbereiche

Bekannt ist der Spitzwegerich insbesondere durch seine anscheinend sehr positive Wirkung bei Atemwegserkrankungen (Husten oder Halsschmerzen) oder Hautproblemen. Darüber hinaus fördert er wohl auch den Heilungsprozess bei Wunden, die

Verdauung, regt den Stoffwechsel an und kann sogar beim Abnehmen helfen.

Smoothie-Rezept mit Spitzwegerich

15 Blätter Spitzwegerich

1 Hand voll Petersilie

1 Hand voll Salat nach Wahl

1 Hand voll grüne Weintrauben

1 Birne

2 Kiwi

2 Äpfel

1/2 Avocado

1/4 Bio-Zitrone mit Schale

1 kleines Stück Ingwer

Wasser oder Eiswürfel immer nach eigenem Geschmack

Vogelmiere und das Smoothie-Rezept

Oft wird sie witzig-charmant als "Tausendsassa-Kraut" bezeichnet. Sie ist wohlschmeckend, liefert dem Menschen viele wichtige Vitamine und Mineralstoffe und ist daher ein absoluter Tipp für den Grünen Smoothie. Allerdings hat das Wildkraut auch seine Schattenseiten und sicherlich den ein oder anderen Gärtner schon zur Weißglut getrieben. Grund dafür könnte sein, dass sie ausgesprochen hartnäckig ist, schnell und vor allem üppig wächst und in einem Jahr sage und schreibe sechs Generationen hervorbringt. Bereits nach kurzer Zeit kann sie komplette Flächen wie einen Teppich abdecken.

Allgemeine Informationen

Wissenschaftlicher Name: Stellaria media

Pflanzenfamilie: Nelkengewächse / Caryophyllaceae

Sammelzeit: Die Blätter, Blüten und die Früchte der Vogelmiere können fast das ganze Jahr über gesammelt werden – besonders empfehlenswert im Frühling oder Sommer.

Orte: Das weltweit verbreitete, sehr hartnäckige, stickstoffliebende Wildkraut bevorzugt halbschattige Stellen auf feuchtem und nährstoffreichem Boden, wächst an Straßenrändern, Waldrändern und auf Wiesen.

Inhaltsstoffe: Vitamine (v.a. Vitamin C), ätherische Öle, Magnesium, Calium, Kupfer, Zink, Saponine, Flavonoide, Mineralstoffe, Cumarine, Oxalsäure.

Verwendete Pflanzenteile: Blätter, Blüten, Früchte

Besonderheiten

Selbst von Frosttemperaturen lassen sich die Wildkräuter nicht abschrecken, keimen teilweise sogar unter dem Schnee, so dass man diese zeitweise auch im Winter frisch ernten kann. An der Vogelmiere als Stickstoffzeigerpflanze erkennt man anhand der Verbreitung zudem die Fruchtbarkeit eines Bodens.

Tipps für den Grünen Smoothie mit Vogelmiere

Die Vogelmiere begeistert nicht nur durch ihre reichhaltigen Vitamine und Mineralstoffe, sondern auch durch ihren sehr interessanten frischen, peppigen, aber auch zugleich nussig-milden, leicht säuerlichen Geschmack. Aber auch hier gilt: Manchmal ist weniger mehr. Achten Sie daher auf die Dosierung, andernfalls könnten Sie Streit mit Ihrem Magen bekommen.

Die Vogelmiere ist ein Allrounder in der Küche und kann auch wunderbar für Frühlingssalate, Wildkräutersuppen oder frischen

Quark verwendet werden. Die Pflanze kann dabei roh wie ein Salat gegessen oder wie Spinat gekocht werden.

Eigenschaften

Man sagt der Vogelmiere adstringierende, blutstillende, blutreinigende, entgiftende, harntreibende, aufbauende, kühlende und schleimlösende Attribute nach.

Anwendungsbereiche

Die Vogelmiere soll bei Hämorrhoiden, bei rheumatische Beschwerden, gegen Hautirritationen und juckende Hautausschläge, auf den Darm, den Magen und die Lunge eine günstige Wirkung haben.

Smoothie-Rezept mit Vogelmiere

1 Hand voll Vogelmiere (ausreichende Menge, das deckt ungefähr den Vitamin C Tagesbedarf eines Erwachsenen)

1 Hand voll Brennnessel

1 Hand voll Salat nach Wahl

1 Banane

2 Äpfel

2 Orangen

1/4 Ananas

2 Kiwi

1 Grenadilla

Wasser oder Eiswürfel immer nach eigenem Geschmack

Walderdbeere und das Smoothie-Rezept

Allgemeine Informationen

Wissenschaftlicher Name: Fragaria vesca

Pflanzenfamilie: Rosengewächse / Rosaceae

Sammelzeit: Die Blätter der Walderdbeere können von Mai bis September, die Früchte von Juni bis September und die Wurzeln noch vor der weißen Blüte, also vor April, gesammelt werden.

Orte: Die Walderdbeere liebt sonnige, zugleich auch etwas feuchte, nährstoffreiche aber vor allem lichte Böden in Laub- und Mischwäldern oder auch in lichten Nadelforsten.

Inhaltstoffe: Mineralstoffe, Vitamine, Flavonoide, Salicylsäue, Gerbstoffe (Blätter)

Verwendete Pflanzenteile: Blätter, Früchte

Besonderheiten

Die größte Besonderheit der Walderdbeere ist vermutlich ihr Alter. Bereits in der Steinzeit wurde sie als Nahrung verzehrt. Der Name resultiert daraus, dass die Früchte so nahe an der Erde wachsen. Die lateinische Bezeichnung "fragaria" stammt dabei wohl noch von den Römern als Bedeutung für Erdbeere, das Wort "vesca" kann mit essbar übersetzt werden.

Tipps für den Grünen Smoothie mit Walderdbeere

Für unsere Grünen Smoothies können wir sowohl die Blätter als auch die Früchte selbst als Zutat verwenden. Die Walderdbeere hat einen lieblichen, süßen, aromatischen Geschmack (deutlich höher als die kultivierten Erdbeeren) und enthält viele Vitamine und Mineralstoffe. Allein schon aufgrund des Chlorophylls lohnen sich auch die Blätter. Aber zudem schmecken diese auch richtig köstlich und erfrischend, auch wenn sie leicht säuerlich sind.

Eine alternative Verwendung zu den Grünen Smoothies können Kräutersalate oder Kräutertee-Mischungen sein. Sehr beliebt ist die Kombination aus Walderdbeer-, Brombeer-, Himbeer- und Pfefferminzblätter.

Eigenschaften

Die Walderdbeere sagt man einen blutbildenden, blutreinigenden, entwässernden, harntreibenden, nierenanregenden und leberstärkenden erfolgreichen Effekt nach.

Anwendungsbereiche

Die Blätter der Walderdbeere sollen aufgrund ihrer reichlich enthaltenen Gerbstoffe bei Magen- und Darmproblemen helfen. Darüber hinaus dichtet man ihnen eine Unterstützung bei entzündeten Schleimhüten an. Hier kann sie zum Gurgeln und Spülen verwendet werden.

Auch in der Homöopathie wird sie bei einer Bronchitis, bei Leber- und Gallenleiden, bei einer Blutarmut oder auch bei Herzbeschwerden eingesetzt.

Smoothie-Rezept mit Walderdbeere

1 Hand voll Walderdbeer-Blätter

10 Walderdbeeren

1 Blatt Wilde Pfefferminze

1 Hand voll Salat nach Wahl

1/2 Ananas

2 Kiwi

2 Äpfel

1 Banane

1 Birne

1 kleines Stück Ingwer

Wasser oder Eiswürfel immer nach eigenem Geschmack

Weißer Gänsefuß und das Smoothie-Rezept

Weißer Gänsefuß, eine verbreitete Wildpflanze, die besser schmeckt und wächst als Spinat und mit seinem hohen Gehalt an Vitamin A und C für große Freude unter den Smoothie-Fans sorgt.

Allgemeine Informationen

Wissenschaftlicher Name: Chenopodium album

Pflanzenfamilie: Gänsefußgewächse / Chenopodiaceae

Sammelzeit: Der Weiße Gänsefuß kann in den Monaten von Juni bis Oktober gesammelt werden.

Orte: Der Weiße Gänsefuß ist eine sogenannte "Ruderalpflanze", weil dieser auf Flächen zu finden ist, deren Bodenstruktur durch die Tätigkeit des Menschen stark gestört wurde.

Inhaltstoffe: Saponine, Phenylalanine, Sitosterol, Stigmasterol, Oleanolsäure, Xanthotoxin, Campesterol, Oxalsäure, Tryptophan, Tyrosin, Zink, Betain

Verwendete Pflanzenteile: Blätter, Samen, Knospen und Wurzeln

Besonderheiten

Namensgebung: "Weißer Gänsefuß" entstand dadurch, dass das Wildkraut früher auch als Tierfutter speziell für Gänse eingesetzt wurde.

Mythos / Geschichte: Angeblich wurde Weißer Gänsefuß damals auch als Verhütungsmittel benutzt, denn er soll den Menstruationszyklus hemmen können. Vermutlich müsste man das Wildkraut aber dann wohl sehr hochdosiert und in einem gut funktionierenden Prozess einnehmen.

Tipps für den Grünen Smoothie mit Weißem Gänsefuß

Den Gänsefuß kann man als vielseitiges Wildgemüse in der Küche verwenden. Ob in Kombination mit Bohnen, als Ersatz für Spinat, Brokkoli, Grütze, in Salaten – überall erledigt er einen klasse Job.

Er zeichnet sich durch einen recht milden, spinat-ähnlichen Geschmack aus. Empfehlung: Das Wildkraut sollte wegen des enthaltenen Saponin jedoch nur gekocht, in kleinen Mengen und selten verwendet werden.

Eigenschaften

Weißer Gänsefuß soll entzündungshemmend und abführend wirken.

Anwendungsbereiche

Ob bei einer Darmentzündung, Blähungen, Verstopfungen, Blasenschwächen, Wunden, Sonnenbrand, Insektenstiche, Gelenkentzündungen, Rheuma oder geschwollenen Füßen kann Weißer Gänsefuß angeblich sehr hilfreich sein.

Smoothie-Rezept mit Weißem Gänsefuß

1 Hand voll Weißer Gänsefuß

1/2 Bund Petersilie

1 Avocado

1 Birne

1 Apfel

2 EL Mandelmus

1/4 Bio-Zitrone mit Schale

Wasser oder Eiswürfel immer nach eigenem Geschmack

Weizengrassaft - „...und er aß Gras wie die Ochsen."

Weizengrassaft ist meine persönliche Geheimwaffe, mein besonderes Lebenselixier, das ich allmorgendlich noch vor dem Frühstück entweder pur oder zusammen mit einem frisch gepressten Orangensaft genieße, dem ich einige Teelöffel kaltgepresstes Moringa-Öl beimische.

Bereits Ann Wigmore, Begründerin des „Living-Foods-Lifestyles", erkannte die Heilkraft von Gräsern, entwickelte sogar ganze Therapiekonzepte, als sie sich mit Hilfe von Weizengrassäften selbst von schulmedizinisch nicht behandelbarem Darmkrebs heilte. Ganze sechs Monate gaben ihr die Ärzte zu leben. Wider dem ihr gestellten Absolutum lebte sie weitere 34 Jahre, erfreute sich außerordentlicher Vitalität und starb erst im Alter von 84 Jahren – nicht etwa an Krebs, sondern an einer Rauchvergiftung bei einem Feuerausbruch. Noch heute bilden Weizengrassäfte die Grundpfeiler der Rohkostkuren am ihrer Zeit von Ann Wigmore gegründeten *Hippocrates Health Institute.*

Doch schon lange vor ihrer Zeit sollen bereits die Druiden und später die Essener um die geheimen Kräfte des Weizengrases gewusst haben. Selbst die Indianer Mittelamerikas nutzten dessen Heilkraft.

Was in frischem Weizengras steckt

Nährstoffe enthalten in 100g entspricht 80ml oder einem halben Glas:

Eiweiß	22,8 g
Ballaststoffe	17,1 g
Kohlehydrage	37,1 g
Kalorien	286,0 kcal

Vitamine:

Provitamin A (Carotinoide) 50.000 IE entspricht	14,3 mg
Vitamin B1 (Thiamin)	2,9 mg
Vitamin B2 (Riboflavin)	20,3 mg
Vitamin B3 (Niacin)	75,1 mg
Vitamin B6	12,9 mg
Vitamin B 12	0,9 mg
Vitamin C (Ascorbinsäure)	314,0 mg
Vitamin D	28,6 mg
Vitamin E	31,4 mg
Vitamin H (Biotin)	1,1 mg
Vitamin K	10,9 mg
Folsäure	24,0 mg

Mineralstoffe und Spurenelemente:

Eisen	27,0 mg
Jod	2,0 mg
Kalium	3.200,0 mg
Kobalt	50,0 mg
Kupfer	57,0 mg
Magnesium	103,0 mg
Mangan	10,0 mg
Natrium	29,0 mg

Phosphor	514,0 mg
Schwefel	200,0 mg
Selen	1,0 mg
Zink	5,0 mg

plus 75 weitere Mineralstoffe und Spurenelemente

Aminosäuren:

Alanin	1,4 g
Arginin	1,1 g
Asparaginsäure	2,2 g
Cystein	0,2 g
Glutaminsäure	2,4 g
Glycin	1,2 g
Histidin	0,5 g
Isoleucin	0,9 g
Leucin	1,6 g
Lysin	0,8 g
Methionin	0,4 g
Phenylalanin	1,1 g
Prolin	0,9 g
Threonin	1,1 g
Trytophan	0,1 g
Tyrosin	0,5 g
Valin	1,3 g

Quelle: Analyse nach Dr. Earp-Thomas

DAS vollwertige Nahrungsmittel

Das Weizengras stammt aus der Pflanzenfamilie der Süßgräser und ist im direkten Vergleich von 4700 Grassorten der absolute Vorreiter, denn es enthält laut Untersuchungen von Chemiker und Forscher Dr. Earp-Thomas beinahe alle Substanzen, die unser Körper braucht. Darunter finden sich – um nur zwei Beispiele zu nennen – alle acht essenziellen Aminosäuren (=Bausteine der Eiweiße), welche dem menschlichen Organismus durch die Nahrung zugeführt werden müssen, ebenso wie alle dreizehn Vitamine und zwar im richtigen Verhältnis zueinander.

Zum Vergleich: Bereits 28 ml Weizengrassaft gleicht derselben Menge an Nährstoffen von einem Kilogramm der erlesensten Garten-Gemüse! Darüber hinaus ist das Weizen-Gras im Gegensatz zum Weizen-Korn absolut glutenfrei, was in der heutigen Hochzeit von Intoleranzen und Allergien besonders für alle Betroffenen von Bedeutung ist.

Dr. Brian Clement, der heutige Leiter des *Hippocrates Health Institute's*, setzte die von Ann Wigmore hauptsächlich durch Beobachtungen erschlossenen Erkenntnisse auf eine wissenschaftlich erwiesene Grundlage und kommt zu folgendem Schluss: »Weizengras besitzt ein volles Spektrum von 96 Nährstoffen der elementaren Tabelle. Insgesamt gibt es 115 – kein Nahrungsmittel kommt auch nur in die Nähe davon! Die Einnahme von mindestens zwei Unzen (das sind ungefähr 57g) Weizengras pro Tag und im Idealfall zwei Unzen Weizengras zweimal am Tag, ließe Ihre Gesundheit vollständig zu einer viel stärkeren Ebene entwickeln.«

Chlorophyll – „Blut" der Pflanzen

Diese Gegenüberstellung der chemischen Struktur vom Chlorphyll b (links) und dem Häm (rechts) wurde mir freundlicherweise vom Willstätter Gymnasium zugespielt, welches Richard Willstätter selbst besuchte und welchem 1915 der Nobelpreis für Chemie »in Anerkennung seiner Forschung auf dem Gebiet der Pflanzenpigmente, insbesondere für seine Arbeiten über Chlorophyll« verliehen wurde.

Der berühmte Schweizer Arzt und Ernährungswissenschaftler Max Bircher-Benner beschrieb den Grassaft als »konzentrierten Sonnenschein«. Denn den Hauptinhaltsstoff von Weizengras bildet das Chlorophyll (zu rund 70%) – das pflanzliche Pendant zu unserem roten Blutfarbstoff Hämoglobin, genauer gesagt zum so genannten „Häm", welches als eigentliches farbgebendes Pigment zusammen mit dem Protein „Globin" das Hämoglobin bildet. Beide unterscheiden sich chemisch betrachtet im Wesentlichen in ihrem zentralen Atom: Während grüne Pflanzenfarbstoff Chlorophyll in der Mitte seines Porphyrinrings

Magnesium bindet, binden die Häme an derselben Stelle als metallischen Anteil Eisen.

Das Hämoglobin ist im menschlichen Organismus für den Sauerstofftransport zuständig und somit einer der wichtigsten Bestandteile unserer Zellen. Wissenschaftler schließen, dass Stoffwechselprozesse durch eine zusätzliche Aufnahme von chlorophyllreicher Nahrung aufgrund der molekularen Ähnlichkeit angeregt und unterstütz werden, und beschreiben Chlorophyll als das Blut bildende Element der Natur. Nicht zuletzt durch seinen außergewöhnlichen Reichtum an Nähr- und Vitalstoffen werden dem hier beschriebenen Wildgras antibakterielle, wundheilende und entgiftende Wirkungen zugesprochen.

Hoch- und Tiefzeit von Weizengras

Der Pathologe Dr. Benjamin Gruskin berichtete bereits 1940 zusammen mit den Oto-Rhino-Laryngologen Dr. Redpath und Davis in der Ärztezeitschrift „Journal of Surgery" über ihre Erfolge in der Behandlung von einem breiten Spektrum verschiedenster Symptome und Krankheiten, angefangen bei Mundgeruch, über akute Infektionen der oberen Atemwege ebenso, wie chronischer Sinusitis, aber auch Beschleunigung der Wundheilung und vieler anderer Leiden. Wörtlich heißt es: »Es ist interessant festzustellen, dass [unter 1200 Patienten, die mit Chlorophyll behandelt wurden] nicht ein einziger Fall dokumentiert wurde, bei dem sich eine Verbesserung [des gesundheitlichen Zustandes] oder eine Heilung nicht ereigneten.«

»Die Spezifität von Bakterien spielt hierbei keine Rolle, wie es üblicherweise der Fall ist…«, führt Gruskin weiter aus. Das ist außerordentlich bemerkenswert: Unter 1200 Patienten, die mit Chlorophyll behandelt wurden, fand sich nicht ein Einziger, der nicht geheilt oder dessen gesundheitliche Lage nicht zumindest verbessert werden konnte!

Leider verwarf man eine mögliche klinische Anwendung von Weizengras viel zu schnell wegen der Einfachheit der Verabreichung und Stabilität von Penicillin, dem ersten Antibiotikum, das im Jahre 1941 eingeführt und dessen Wirksamkeit zeitnah durch notwendige klinische Studien bestätigt wurde. Zu diesem Zeitpunkt war Penicillin zwar noch beinahe unbezahlbar, doch der Preis fiel bereits zwei Jahre später auf 20$ per Dosis und sank 1946 schließlich auf etwa einen halben Dollar pro Gabe.

Doch ehrlicherweise muss ich hier auf die unterschiedlichen Wirkungsweisen dieser beiden Gegenspieler eingehen: Während Weizengras den Körper mit all den lebensnotwendigen Nährstoffen versorgt, deren Mangel erwiesenermaßen Krankheiten hervorruft, stoppt das Penicillin das Wachstum von Krankheitserregern zwar lediglich, dafür aber prompt. Verständlich also, dass die Schulmedizin vor allem in Anbetracht der historischen Umstände dieser Zeit eine chemisch-antibiotische Therapie vorzieht, deren zeitnahe Wirkung besonders in akuten Fällen von starker Bedeutung ist.

Der Grasfaktor

Wie wir allerdings heute wissen, verlieren gerade Antibiotika bei wiederholter Anwendung – aufgrund durch diese Vorgehensweise dem Wirkstoff gegenüber entstehenden Resistenzen – kontinuierlich an Effektivität, während die Gabe von Chlorophyll in hunderten Experimenten und Studien bei Mensch und Tier – egal ob oral eingenommen, intravenös injiziert oder äußerlich aufgetragen – nicht nur keinerlei toxischer Nebenwirkung für den Organismus aufwies, sondern laut Dr. G.H.Collings auch »den konstantesten und am stärksten ausgeprägtesten Effekt aller Mittel zur Stimulation des Zellwachstums und Wundheilung« aufzeigt.

Was die Wundheilung betrifft, fiele die Dauer der Behandlung durch Chlorophyll kürzer aus, als mittels Vitamin D, Sulfanilamid oder sogar dem eben noch angepriesenen Penicillin. Dies deckt sich mit der Überlieferung, dass Anns Großmutter – eine Koryphäe für natürliche Heilmittel und Kräuter – zu Zeiten des ersten Weltkrieges in Litauen verwundete Soldaten mit Hilfe von Gräsern geheilt haben soll.

5 von Ann's 50 Fakten über Weizengras:

– reduziert hohen Blutdruck

– hilft, die Leber zu reinigen

– neutralisiert Giftstoffe im Körper

– kann Schwermetall-Einlagerungen und Rückstände von Medikamenten ausleiten

– schützt das Haar vor dem Ergrauen

Es sieht also ganz danach aus, als könne das Weizengras vor allen Dingen bei den Fällen, denen die Schulmedizin unterworfen ist, wahre Wunder bewirken. So berichtet „Dr. Ann" beispielsweise von einer Frau mit derart schwerer Leukämie, dass eine Nahrungsaufnahme weder in fester, noch in flüssiger Form möglich war. Kurzum: Dieser Frau war es ganz und gar unmöglich den Weizengrassaft zu trinken. Aus eigener Erfahrung kann ich bestätigen, dass dieser nicht sonderlich angenehme Zustand bei einer akuten Leukämie leider vielmehr die Regel, als eine Ausnahme ist. Konventionelle Mediziner haben in diesem Fall bedauerlicherweise nicht viel mehr als eine künstliche Ernährung am Tropf und – zumindest in meinem Fall – nicht sonderlich wirksame Morphingaben gegen die Schmerzen im Petto.

Aus dieser schier aussichtslosen Situation heraus kam Ann Wigmore die Idee, eine Spritze mit Weizengras zu befüllen um diesen zu implantieren, ihn „einzupflanzen".»Auf diese Weise war die Pfortader (transportiert nährstoffreiches Blut in die Leber) in der Lage den Saft aufzusaugen und ihn zu verarbeiten, ohne dass der Saft den Verdauungstrakt passieren musste.« Nicht schlecht der Einfall, aber funktionierte es?»Sehr gut sogar. Bereits nach einer Woche verließ sie das Bett und lief umher – etwas, was sie lange Zeit nicht mehr getan hat. Ihr Befinden besserte sich stets im Rahmen dieser Methode. Schließlich kam sie wieder vollständig zu Kräften.«

Für eine optimale Absorption empfiehlt Ann Wigmore einen Einlauf zur Darmreinigung vor der „Einpflanzung" von Weizengrassaft. Je nach persönlicher Kondition sollte das Implantat wenigstens ein bis zweimal täglich eingeführt und jeweils etwa zwanzig Minuten eingehalten werden.

Lange Vergessenes neu wiederentdeckt

Während Weizengrassäfte in den USA längst wieder stark an Popularität gewonnen haben, gelten sie hier zu Lande noch überwiegend als Geheimtipp. Ich selbst habe nur Positives über dieses grüne Lebenselixier zu berichten und kann aus eigener Erfahrung seine besondere heilende Wirkung bestätigen.

Dass meine Leberwerte, die ewig lange in Schwindel erregenden Höhen verweilten, sich nun wieder im Normbereich befinden, ist nur ein Beispiel von Vielen, von dem ich zeugen kann. Auch alle anderen Werte meines Blutbildes können sich sehen lassen. Zu guter Letzt soll erwähnt sein, dass ich ohne meinen allmorgendlichen Weizengrassaft nicht aus dem Bett komme. Wer es mit Weizengras probiert, der wird jedem Energieförderndem Getränk abschwören! Generell macht sich bei regelmäßigem Verzehr eine wundersame Steigerung des eigenen Wohlbefindens bemerkbar, die ich nicht mehr missen möchte.

Doch solch positive Erfahrungen beschränken sich nicht allein auf meine Person. Mit freundlicher Erlaubnis darf ich hier von einer engen Freundin der Familie berichten, die sich mehr als drei Monate lang mit Unbehagen und erhöhter Temperatur, kränkelnd, von Arzt zu Arzt schleppte, in der Hoffnung auf einen schlagfesten Rat oder eine anschlagende Therapie. Ohne spezifische Diagnose erhielt sie – wie es so oft der Fall ist – zwei unterschiedliche, aber gängige Antibiotika, von denen keines ansatzweise eine Besserung herbeiführte.»Ich will nicht sagen sofort, aber etwa nach einer Woche Weizengrasverzehr ging es mir wesentlich besser. Mittlerweile sind meine Beschwerden verschwunden und ich habe so viel Energie, dass mein Mann mich kaum wiedererkennt. Wenn er morgens zum Kaffee greift, trinke ich meinen Weizengrassaft und fühle mich blendend.«, resümiert Ewa Kopecki voller Begeisterung.

Zum Schluss stellt sich natürlich die alles entscheidende questio cardinalis: Frau Wigmore, kann Weizengras unseren Organismus wirklich regenerieren?»Das Weizengras selbst macht überhaupt nichts. Es hilft dem Körper lediglich, seine natürliche Aufgabe der Selbstheilung zu vollbringen, da es dem Organismus sogleich alle Nährstoffe zuführt, in der zur Verdauung einfachsten Form. Befreit von der immensen Aufgabe schweres Essen zu verdauen, kann der Körper die Meiste seiner Zeit damit verbringen, sich selbst zu heilen.«

Umso erfreulicher und bedeutender sind die Erfolge, die durch Weizengras zu erzielen sind, vor der Tatsache, dass Dr. Arjun Srinivasan – so genannter Associate Director bei den Zentren für Krankheitskontrolle und Prävention der Vereinigten Staaten – im Oktober 2013, öffentlich, das Ende der Ära Antibiotika verkündete.

»Wenn wir Krankheit aus der Sicht der Natur betrachten, gestaltet es sich ziemlich einfach: Gib' dem Körper leicht verdauliche Nahrungsmittel, die organisch, vollkommen und ungekocht sind, und der Körper wird ganz natürlich damit anfangen, gespeicherte Toxine (=Giftstoffe) auszuscheiden und jegliche Defizite wieder auszuwuchten.« – Ann Wigmore

Weizengrassaft wird üblicherweise auf nüchternen Magen eingenommen damit es sein volles Wirkungsspektrum entfalten kann. Etwa eine halbe bis viertel Stunde vor dem Frühstück ist der optimalste Zeitpunkt, ferner rund zwei bis drei Stunden nach einer Mahlzeit. Kombinierbar ist das Weizengras mit frisch gepressten Obst- & Gemüsesäften auch Smoothies. Genießen lässt es sich am Einfachsten pur, mit qualitativ hochwertigem, stillem(!) Wasser verdünnt und ein wenig kaltgepresstem Oliven-Öl beigefügt. (Wer es bekommen kann, sollte es auf jeden Fall mit Moringa-Öl versuchen.)

Da Grassaft einen stark entgiftenden Einfluss auf den Organismus nimmt, werden zu Beginn geringe Mengen zur Einnahme empfohlen, die optimaler Weise mit einer Umstellung auf Pflanzen basierende Kost kombiniert werden, um maximalen Nutzen daraus zu ziehen.

Eydie Mae, die 1973 im *Hippocrates Health Institute* gastierte, weil schulmedizinische Maßnahmen bei ihrem malignen Brustkrebs nicht anschlugen, schrieb zwei Jahre später die außergewöhnliche Geschichte, wie sie ihren Krebs auf natürliche Weise bekämpfte, nieder und machte ihre Worte einer breiten Öffentlichkeit zugänglich:

»Und hier bin ich, eine Krebspatientin, der noch vor nicht allzu langer Zeit eine 80%ige Aussicht darauf gegeben wurde nur noch ein einziges Jahr zu leben. Eigentlich sollte ich sterbenskrank sein. Und nun bin ich scheinbar frei von allen Symptomen – mit

Ausnahme von meinen Knoten, und sie schrumpfen unaufhörlich… solange ich nur weiterhin lebendige Nahrung verzehre und meinen Weizengrassaft trinke.

Wie unglaublich, direkt vor unserer Nase, eine Antwort auf Krebs! Niemand wird uns glauben. Es ist zu simpel. Es ist zu einfach. Dieses Krebs-Phantom war so lange Zeit ein hoffnungsloses Thema, dass niemand uns glauben wird. Doch ist es mir egal, ob uns jemand Glauben schenkt oder nicht. Ich werde es der ganzen Welt erzählen.«

Wiesen-Bärenklau und das Smoothie-Rezept

Allgemeine Informationen

Wissenschaftlicher Name: Heracleum sphondylum

Pflanzenfamilie: Doldenblütler / Apiaceae

Sammelzeit: Die Blätter können in den Monaten Juli bis September, die Blüten und Früchte von Juni bis September gesammelt werden.

Orte: Wiesen-Bärenklau mag sonnige bis halbschattige, feuchte, lockere, nährstoffreiche und stickstoffreiche Böden.

Inhaltstoffe: Viel Eisen, Calcium, Vitamin C, Eiweiß, ätherische Öle, Furocumarin, Zucker, Pimpinellin, Xanthotoxin

Verwendete Pflanzenteile: Blätter, Blüten, Frucht

Besonderheiten:

Man sagt, dass die Wurzeln des Wiesen-Bärenklau, auch Herkuleskraut genannt, früher als Aphrodisiakum (also als ein Mittel zur Belebung oder Steigerung der Libido / sexuelles Lustempfinden) verwendet wurden.

Tipps für den Grünen Smoothie mit Wiesen-Bärenklau

Normalerweise empfehlen wir allen Smoothie-Fans, dass sie bei der Zutatengestaltung eines Grünen Smoothies nach Lust und Laune viel experimentieren und ihrer Fantasie freien Lauf lassen sollen. Beim Wiesen-Bärenklau verhält sich die Situation dahingehend anders, dass man für die Grünen Smoothies ausschließlich die hocharomatisierten, mild und leicht bittersüß schmeckenden Samen und Blüten wohldosiert verwenden sollte.

Man kann den Wiesen-Bärenklau gut als Gemüse verwenden. Sein würziger Geschmack verfeinert Nudelgerichte, Aufläufe und eignet sich zudem sogar als Füllung für Krapfen.

Vorsicht – beim Wiesen-Bärenklau gibt es aber auch einiges zu beachten!

Der Wiesen-Bärenklau enthält ätherisches Öl mit Furocumarin, welches bei empfindlichen Menschen durch den Hautkontakt mit der Pflanze eine Wiesendermatitis hervorrufen kann. Insbesondere in Zusammenhang mit einer Sonnenbestrahlung der Haut kann dies geschehen.

Darüber hinaus sind die wohlschmeckenden und würzigen Blätter nur gekocht genießbar, denn andernfalls kann der Pflanzensaft eine unschöne, brennende Reaktion auf der Zunge auslösen.

Eigenschaften

Wiesen-Bärenklau sagt man eine beruhigende, harntreibende, aphrodisische, schleimlösende, blutdrucksenkende, die Menstruation regelnde und verdauungsfördernde Wirkung nach.

Anwendungsbereiche

Als mögliche Anwendungsgebiete werden Blasenentzündungen, Menstruationsbeschwerden, Husten, Nervosität, Asthma, Blähungen, Verdauungsprobleme, Durchfall oder Gelbsucht genannt.

Smoothie-Rezept mit Wiesen-Bärenklau

ca. 5 Blätter Wiesen-Bärenklau

1 Hand voll Mirabellen

1 Banane

1 Apfel

1/4 Bio-Zitrone mit Schale

ca. 5 Steviablätter

Wasser oder Eiswürfel immer nach eigenem Geschmack

Basische Smoothies

Ein besonders Kapitel in der Krebsbekämpfung und der Krebsvorsorge ist die basische Ernährung. Dazu gibt es auch ausgesuchte basische Smoothies, denen ich hier ein eigenes Kapitel widmen möchte. Neben den reinen Smoothies finden Sie hier noch ein paar andere Leckereien, die ebenfalls völlig basisch sind und eine willkommene Abwechslung im Speiseplan darstellen.

Wenn wir schon bei basischer Ernährung sind, möchte ich hier gern an den Nobelpreisträger Prof. Dr. Otto Heinrich Warburg erinnern, der schon Anfang des letzten Jahrhunderts herausfand, dass Krebs in einem basischen Milieu keine Chance hat. Vielleicht ist Ihnen das ein Anlass, sich tieferschürfend mit der basischen Ernährung auseinander zu setzen. Vielleicht entdecken Sie eine neue Welt voller Köstlichkeiten und ersetzen mindestens dreimal pro Woche ihre gewohnten Mahlzeiten durch ein Rezept aus der basischen Ernährung.

Avocado-Shake

Man glaubt gar nicht, was man mit einer Avocado alles machen kann, auch in einem Smoothie ist sie immer willkommen und eine sättigende Alternative, wenn es einmal schnell gehen muss. Lecker und nach meiner Erfahrung mögen auch die Kleinen diesen leckeren Smoothie.

So bekommt Ihr Körper in konzentrierter Form seine Nährstoffe. Unglaublich was alles in ,grünem Pulver' und Sojasprossenpulver steckt.

Ein Shake, den man zu jeder Zeit des Tages genießen kann.

Die Gurke und Limette kühlen den Körper, und die wichtigen Fette der Avocado und Sojasprossen sorgen dafür, dass dieser Shake Sie für viele Stunden mit Energie versorgt.

Avocados enthalten außerdem 80 % Fett, machen dennoch nicht dick und liefern 6x mehr Energie als Zucker oder Proteine – ohne den Körper mit Säuren zu belasten.

Zutaten:

1 Avocado

½ Englische Gurke

1 kleine Tomate

1 geschälte Limette

2 Tassen frischen Spinat

2 Messlöffel Sojasprossen-Pulver

1 Messlöffel SuperGreens Grünpulver

1 Packung Stevia (nicht nehmen während einer Ausleitung oder Entgiftung)

6-8 Eiswürfel

Zubereitung:

- Mixen Sie auf höchster Stufe bis die Konsistenz dicklich und sämig ist.
- Servieren Sie den Shake sofort!

Basischer Apfelkuchen mit Datteln und Walnüssen

Wer sich basisch ernährt, muss nicht unbedingt auf einen leckeren Nachtisch verzichten…

Zutaten für 1 Kuchen:

1 Tasse rohe gemahlene Walnüsse

1 Tasse Datteln, 15min in (basischem) Wasser einlegt

½ Tasse rohe Sonnenblumenkerne, 20min in (basischem) Wasser einlegt, abgetropft

4 Tassen geraspelte Äpfel

2 ½ Teelöffel Zimt

½ Tasse frischer Apfelsaft

½ Tasse Kokosraspeln

½ Tasse Rosinen oder getrocknete Feigen / Pflaumen

Zubereitung:

193

- 2/3 der geraspelten Kokosnuss, die Walnüsse, die Datteln und die Sonnenblumenkerne im Mixer gut vermischen.
- Ist die Masse weich genug, diese in der Kuchenform gut verteilen (ergibt den Boden und den Rand des Kuchens) - beiseite stellen.
- Die geraspelten Äpfel in eine große Schüssel geben.
- Den Zimt mit dem Apfelsaft und den Rosinen (bzw. Feigen / Pflaumen) mischen und dann über die Äpfel geben. Gut vermischen.
- Die Masse auf dem Kuchenboden verteilen und mit den restlichen Kokosraspeln garnieren.

Das war es auch schon.

Basischer Müsliriegel

Zum Frühstück, als Nachtisch oder einfach mal für Zwischendurch – der basische Müsliriegel wirkt nicht nur basisch auf den pH-Wert, sondern ist total lecker und relativ einfach zuzubereiten.

Zutaten für 10 Riegel:

500g Sonnenblumenkerne

1 rote Paprika

2 Stangen Sellerie

½ kleine Zwiebel

1 Handvoll junge Spinatblätter

1 TL gehackter Knoblauch

1 Bund Petersilie

2 gehäufte TL organisches Paprikapulver

1 TL Meersalz

½ TL organisches Korianderpulver

¼ TL Chilipulver

Zubereitung:

- Die Sonnenblumenkerne über Nacht in 120ml Wasser einweichen.
- Die Paprika waschen, entkernen und in kleine Stücke schneiden. Ebenso den Sellerie, die Zwiebel, die Spinatblätter sowie die Petersilie klein schneiden.
- Zunächst das Gemüse in einen Mixer geben und kurz mixen. Dann die Gewürze und zum Schluss die Sonnenblumenkerne hinzugeben und solange vermengen bis alles gut vermischt ist.
- Die Masse in 10 Häufchen verteilen und diese dann jeweils zu Riegeln formen; umso dünner umso besser (evtl. auch Nudelholz verwenden).
- Die Riegel dann in einem Dörrgerät für bis zu 20h trocknen lassen. Nach der Hälfte umdrehen. (Wer kein Dörrgerät hat die Riegel auf niedriger Stufe im Ofen backen.)

Dattel-Kokosnuss-Kugeln

Wenn man sich basisch ernähren möchte, heißt das nicht automatisch, dass man auf jeglichen Nachtisch verzichten muss. Ab und zu sind unsere Kokosnuss-Datteln auf jeden Fall erlaubt.

Frische Datteln sind aufgrund ihres hohen Zuckergehaltes (wie fast jedes Obst) nicht 100% basisch, jedoch können sie mit guten Gewissen ab und zu verspeist werden.

Ansonsten sind Datteln nämlich sehr ballaststoffreich und voll von B-Vitaminen, Kalzium, Eisen, Magnesium, Zink und Kupfer und sie haben sogar einen höheren Kaliumgehalt als Bananen.

Zutaten für 24 Kugeln:

2 Tassen frische Datteln

80 ml Wasser (am besten: Basisches Wasser)

ca. 100g ungesüßte Kokosnussraspeln

Zubereitung:

- Datteln zusammen mit dem Wasser aufkochen und dabei immer wieder umrühren, solange bis das ganze Wasser verdampft ist und ein Brei entstanden ist (ca. 10-12 Minuten).

197

- Dann von der Herdplatte nehmen und etwas abkühlen lassen.
- Jeweils einen Teelöffel der Masse zu einer Kugel formen und in die Kokosnussraspeln rollen.
- Die Kugeln im Kühlschrank abkühlen lassen.

Da wird man wieder zur Naschkatze, oder?

Dattel-Shake

Ein basisches Getränk, das man ebenfalls zu jeder Zeit des Tages genießen kann, und von dem sogar ihre Kinder begeistert sein werden!

Einfach basisch lecker!

Zutaten:

2 frische Datteln

1 Tasse frische Kokosnuss-Milch

Frischer Zimt

Zubereitung:

Die gekühlte Kokosnuss-Milch zusammen mit den Datteln und dem Zimt in einen Mixer geben und solange auf höchster Stufe mixen bis eine bräunliche Farbe entsteht, bzw. die Datteln in sehr feine Stücke zerkleinert wurden.

Und schon ist dieses leckere basische Getränk fertig!

Am besten sofort trinken, dann schmeckt der Shake nämlich am besten.

Feigen mit Kokosfüllung

Zutaten:

10 getrocknete Feigen

¼ Tasse frische Kokosraspeln

10 Teelöffel rohe Mandelbutter

10 ganze Pekan-Nüsse

Zubereitung:

- Die Feigen längs aufschneiden und mit der Mandelbutter füllen.
- Anschließend in den Kokosraspeln ausrollen und eine Pekan-Nuss oben draufsetzen.
- Fertig!

Servieren, genießen und mit den Augen rollen.

Gurken-Tomaten-Smoothie pikant

Und noch ein leckerer Shake, den man zu jeder Zeit des Tages genießen kann, vor allem für Leute, die nicht so auf süße Shakes stehen... Chili verleiht diesem basischen Getränk den besonderen Pfiff!

Zutaten:

1 kleine Gurke

1 Stange Sellerie

4 Roma Tomaten

1 Zitrone oder 2 Limetten

½ Chilischote

1 Prise Pfeffer

1 Prise Salz

Eiswürfel (am besten aus Basischem Wasser)

Zubereitung:

- Zunächst die Gurke, den Sellerie, sowie die Tomaten in kleine Stücke schneiden und dann im Mixer solange pürieren bis keine Stückchen mehr vorhanden sind. (Wer einen Entsafter besitzt, kann natürlich auch diesen verwenden).
- Nun die Zitrone bzw. die Limetten auspressen und den Saft hinzufügen.
- Ebenfalls die klein gehackte Chilischote sowie Salz und Pfeffer zu dem Saft geben. Nochmals kurz pürieren, so dass alles gut vermischt wird.
- Eiswürfel hinzufügen und eiskalt servieren, ggf. nach Geschmack noch mit etwas basischem Wasser verdünnen.

Genießen Sie diesen außergewöhnlichen basischen Shake - vor allem lecker im Sommer!

Karottensaft

Wer nicht ganz so auf Avocado-Shakes "steht", der mag sicherlich diesen basischen Saft.

Auch für Anfänger der Basendiät ideal geeignet, da dieser Drink etwas süßer als die meisten basischen Getränke ist.

Karotten sind übrigens nicht nur basisch, sondern enthalten einen sehr hohen Anteil an Beta-Carotin, was nicht nur sehr wertvoll für die Sehkraft ist, sondern auch das Immunsystem stärkt.

Ich wünsche viel Spaß mit diesem leckeren basischen Shake!

Zutaten:

3 Karotten

1 mittelgroße Gurke

1 grüne Paprika

2 Tomaten

1 mittelgroße Rote Beete

Evtl. etwas Wasser (am besten Basisches Wasser) zum Verdünnen

Zubereitung:

- Die Karotten, Gurke, Paprika, Tomaten und die rote Beete in Stücke schneiden und mithilfe eines Entsafters (oder Moulinette) zu einem Saft verarbeiten.
- Gegebenenfalls mit etwas Wasser (Basisches Wasser - wenn vorhanden) verdünnen.
- Wer mag kann noch Eiswürfel hinzugeben.

Karotten-Grapefruit-Smoothie

Wer nicht ganz so auf reine Gemüse-Shakes "steht", der mag sicherlich diesen basischen Saft - süß durch die Karotte, sauer durch die Grapefruit.

Karotten sind übrigens nicht nur basisch, sondern enthalten einen sehr hohen Anteil an Beta-Carotin, was nicht nur unheimlich wertvoll für die Sehkraft ist, sondern auch das Immunsystem stärkt.

Grapefruit ist zudem eine sehr vitaminreiche Frucht, welche den Cholesterinspiegel senken und Diabetes vorbeugen kann.

Zutaten für 1 Shake:

2 Karotten

1 Grapefruit

100ml reines Wasser (am besten Basisches Wasser)

3 Eiswürfel (am besten auch aus Basischem Wasser)

2-3 Minzeblätter (optional)

Zubereitung:

- Die Karotten und die Grapefruit schälen und beides im Entsafter langsam pressen.
- In ein Glas gießen und mit ca. 100ml Wasser verdünnen.
- 3 Eiswürfel hinzugeben.
- Wer möchte, kann noch 2-3 Minzeblätter fein hacken und auf den Shake streuen.

Kokosnuss-Ecken

Ein perfekter Basischer Snack für Zwischendurch oder auch als Nachtisch – die basischen Kokosnuss-Ecken sind nicht nur total lecker, sondern auch basisch und sie enthalten viele wertvolle Vitamine (vor allem B-Vitamine und Vitamin E) und Mineralien (Magnesium, Kalium, Phosphor und Calcium).

Zutaten:

250ml flüssiges Kokosnuss-Öl

220g gehackte Mandeln

200g frische Kokosnussraspeln

Saft einer halben Zitrone

Zubereitung:

- Die gehackten Mandeln über Nacht in Wasser einlegen (am besten in basisches Wasser).
- Am nächsten Tag alle Zutaten, bis auf etwa 50g der Kokosnussraspeln, in einer Schüssel miteinander

vermischen und dann in eine etwa 20cmx20cm große Auflaufform geben.

- Die vorher beiseite gestellten Kokosnussraspeln oben darüber streuen.
- Die Form für etwa 1 Stunde in den Kühlschrank stellen.
- Die Form aus dem Kühlschrank nehmen und de Kokosnussmasse in kleine mundgerechte Stücke schneiden (ggf. etwas warten bis die Stücke sich besser schneiden lassen).
- Fertig ist dieser leckere basische Nachtisch!

Mandel-Creme mit Macademia und frischen Kirschen

Dieses basische Dessert-Rezept ist ziemlich außergewöhnlich, denn einen wirklich basischen Nachtisch zu machen ist gar nicht so einfach. Nun sind natürlich Mandeln basisch, und Macademia-Nüsse eher neutral, daher passen beide gut zusammen. Die Creme schmeckt sahnig und frisch, ist aber trotzdem leicht und bekömmlich. Man sollte auch nur Stevia, den einzigen wirklich basischen Zuckerersatz, zum Süßen nehmen. Und frische rote Kirschen, diese sind basischer als die schwarzen und zuckersüßen.

Grundsätzlich können Sie zu der Creme jegliche Früchte Ihrer Wahl essen, Früchte sind immer gut und gesund. Bedenken Sie aber: wenn Sie der basischen Diät strikt folgen wollen, sollten Sie den relativen pH-Wert jeder Obstsorte checken, mit Hilfe der Basischen Lebensmittel Liste. In der basischen Ernährungsweise wollen wir auf Milchprodukte verzichten, daher verwenden wir frisch gemachte Mandelmilch für die Creme anstatt Sahne oder Kuhmilch.

Zutaten:

300g Macademia-Nüsse

60g Mandeln

2 Tassen frische Mandelmilch

1 EL Vanillepulver

1/2 TL Stevia (oder nach Geschmack)

1kg frische Kirschen

Zubereitung:

- Verwenden Sie basisches Wasser, oder zumindest gut strukturiertes Wasser, und weichen Sie darin die Macademias und die Mandeln mindestens 12 Stunden ein.
- In einem Mixer verarbeiten Sie die eingeweichten Nüsse und Mandeln sowie Stevia, Mandelmilch und Vanillepulver zu einer feinen und cremigen Konsistenz. Falls gewünscht ein bisschen mehr Mandelmilch nehmen.
- Die Creme mindestens 3 Stunden in den Kühlschrank stellen und mit den Kirschen servieren.

Tipp: Anstatt der frischen Kirschen können Sie auch schwarze (oder besser: rote) Johannisbeeren oder Maracuja verwenden - beide Obstsorten haben ein relativ neutrales Säure-Basen-Verhältnis. Auch die Grapefruits ist eine gute basische Frucht, die zu unserer Macademia-Mandelcreme passt. Überraschen Sie mit diesem Rezept einmal Ihre Familie.

Mandel-Milch selbstgemacht

Ein leckerer basischer Drink, den man zu jeder Zeit des Tages genießen kann!

Zutaten für 1 Liter Mandelmilch:

4 Tassen blanchierte Mandeln

Trinkwasser (am besten: basisches Wasser)

Ein sehr feines Sieb zum Filtern

Zubereitung:

- Wasser in eine Schüssel geben und die Mandeln darin für mindestens 10 Stunden einweichen (am besten über Nacht).
- Am nächsten Tag das Wasser abschütten.
- Dann die Mandeln und das Trinkwasser bzw. basisches Wasser in einen Mixer (Moulinette) geben. Hierbei muss darauf geachtet werden, dass das Verhältnis zwischen Mandeln und Wasser 1:3 ist, d.h. 1/3 des Mixers sollte mit Mandeln und 2/3 mit Wasser gefüllt sein. (Sollte Ihr

Mixer hierfür zu klein sein, dann nehmen Sie erstmal nur die Hälfte der Mandeln und wiederholen dann die nächsten Schritte einfach noch einmal.)

- Die Mandeln und das Wasser auf höchster Stufe solange mixen, bis die Milch cremig wird.
- Dann die Milch durch ein sehr feines Sieb gießen.

(Tipp: Ist kein Sieb vorhanden, kann auch eine saubere Strumpfhose zum Filtern verwendet werden.)

Genießen Sie die frische, basische Mandelmilch einfach Mal zwischendurch oder zum Nachtisch!

Außerdem können Sie die Milch für die Zubereitung von leckeren, basischen Nachspeisen, wie z.B. Puddings, benutzen. Da kommt man auf ganz neue Ideen, bei der Verwendung von Mandelmilch.

Power-Shake

Dieser Smoothie ist so gesund und so nährstoffreich, dass er Ihnen Energie gibt für den ganzen Tag. Man kann ihn zum Frühstück, zum Mittagessen oder sogar abends genießen, im Grunde immer dann, wenn man Lust auf einen Snack hat.

Unser grüner Power-Smoothie enthält viel Chlorophyll (gut fürs Blut) und große Mengen an gesunden Nährstoffen: Avocados enthalten gesunde Fette, Kalium, B-Vitamine und die Vitamine E und K.

Gurken sind basische Klassiker, und Zitrone und Eis kühlen den Körper an heißen Tagen. Spinat... Sie kennen Popeye, stimmt's? Petersilie enthält viel Vitamin C und ist reich an Antioxidantien. Und Sellerie eignet sich sehr gut zum Abnehmen, da es kalorienarme Ballaststoffe für eine basische Ernährung liefert.

Zutaten für 2 Portionen:

1 Avocado

1 Zitrone, Saft

1 mittlere Gurke

½ Tasse frische Petersilie

2 Stangen Sellerie

2 Tassen frischer Spinat

16 Eiswürfel (am besten aus Basischem Wasser)

Zubereitung:

- Geben Sie alle Zutaten in einen Mixer bis sich eine dickliche und sämige Konsistenz ergeben hat.
- Tipp: Bereiten Sie das basische Smoothie Rezept zusammen mit Ihren Kindern zu und lassen Sie sie danach probieren!
- Wenn Sie es ein bisschen süß möchten können Sie Stevia oder Apfel- bzw. Agavendicksaft verwenden. Auch basisches Wasser zum Verdünnen ist geeignet.

Protein-Smoothie

Und noch ein leckerer Shake, den man zu jeder Zeit des Tages genießen kann. Dieser Shake versorgt den Körper besonders mit Proteinen. Die Gurke und Limette kühlen den Körper, und die wichtigen Fette der Avocado sorgen dafür, dass dieser Shake Sie für viele Stunden mit Energie versorgt.

Zutaten:

1 Avocado

1 Limette

1 kleine Gurke

1 Würfel weicher Tofu

1 Handvoll frische Spinatblätter

Ungesüßte Soja-Milch

3-4 Eiswürfel

Zubereitung:

- Die Avocado und die Limette schälen und in kleine Stücke schneiden.
- Die Gurke und den Tofu ebenfalls würfeln.
- Dann alle Zutaten in einen Mixer geben und bei hoher Stufe solange mixen bis ein schöner cremiger Shake entsteht.

Tipp: Je nachdem wie dickflüssig man seinen Shake haben möchte, mehr oder weniger Sojamilch sowie Gurke verwenden. Wenn man ein wenig rumprobiert, findet man schnell seine Liebling-Variante.

Salat-Smoothie

Die wichtigen Fette der Avocado sorgen dafür, dass dieser Shake Sie für viele Stunden mit Energie versorgt, ohne Ihren Körper dabei mit Säuren zu belasten.

Zutaten:

1 Avocado

1 Handvoll Salatblätter

½ Gurke

1 Stange Sellerie

½ rote Paprika

1 Tomate

Saft ½ Zitrone

1 Handvoll Sonnenblumenkerne

1 TL Leinsamen

Zubereitung:

- Die Avocado, die Salatblätter, die Gurke, den Sellerie, sowie die Paprika in grobe Stücke schneiden.
- Alle Zutaten in einen Mixer geben und solange auf höchster Stufe mixen bis sich alles gut miteinander vermischt hat.
- Wem die Konsistenz zu dickflüssig ist, kann selbstverständlich noch Wasser bzw. Eiswürfel unter den Shake mischen.

Tipp: Der Shake kann ebenfalls als Suppe serviert werden.

Offtopic und dennoch wichtig: Moringa oleifera

Der Wunderbaum oder Baum des Lebens darf hier nicht fehlen, auch wenn der daraus herzustellende Smoothie nur ein winziger Bereich aller Anwendungen ist. Dazu stopfe ich die frischen Blätter (samt Stielchen) in den Mixer, gebe etwas Wasser und ein Stückchen Avocado dazu. Lasse alles gut zerkleinern und dann steht die Familie auch schon Schlange und jeder will seinen Anteil.

Anwendungen und Wirkungen des Wunderbaums

Die Sprösslinge des Baumes sind aus der philippinischen Küche gar nicht mehr wegzudenken. Fast jedes Haus hat mindestens einen dieser Bäume im Garten stehen und wo immer eine Filipina im Ausland wohnt, erkennt man es meist an diesem exotischen Baum im Garten.

Moringa Oleifera – schon der Name dieser bei uns erst seit kurzem bekannten Pflanze klingt wie eine Zauberformel. In Indien wurde er, dort bekannt als der Baum des Lebens, schon vor über 5000 Jahren in der traditionellen ayurvedischen Heilkunst eingesetzt. Über 300 Krankheiten soll er angeblich heilen können. Doch was steckt dahinter? Was macht den Baum so besonders?

Warum ist die Moringapflanze so vielseitig und effektiv einsetzbar? Und was macht sie so gesund?

Ein wahrer Wunderbaum

Moringa Oleifera, in Europa auch bekannt als Meerrettichbaum, stammt ursprünglich aus der Himalaya-Region in Nordwestindien. In der ayurvedischen Heilkunst ist er schon seit Jahrtausenden im Einsatz. Von den Engländern wurde er während der Kolonialzeit in Indien entdeckt und durch sie auch in anderen britischen Kolonien verbreitet. Da sie besonders gut mit heißem und trockenem Klima zurechtkommt, wächst die Pflanze inzwischen weltweit in den Tropen und Subtropen, besonders in Ländern Afrikas, Arabiens, Südostasiens und den auf karibischen Inseln.

Das Wachstum des Moringabaumes ist außerordentlich. Bis hin zu 30 cm kann er monatlich wachsen und innerhalb eines Jahres eine Höhe von bis zu 4 Metern erreichen, im zweiten Jahr sogar schon eine Höhe von 8 Metern. Außerordentlich ist aber auch, dass alle Teile des Baumes für den Menschen von hohem Nutzen sind.

Die englischen Kolonialherren verwendeten zunächst die Wurzeln als Meerrettichersatz aufgrund des sehr ähnlichen Geruchs und Geschmacks – daher auch der deutsche beziehungsweise englische Name. Die Früchte sind ähnlich wie Bohnen und werden in der Regel als Gemüse, zum Beispiel in Curries, verzehrt. Diese, aber vor allem die Blätter, haben einen hohen Gehalt an Proteinen, Vitaminen und Mineralstoffen.

Aus den Samen lässt sich Pflanzenöl pressen, das eine vielseitige Anwendung in der Ernährung, als Schmieröl, als Grundlage zur Herstellung von Salben, Seife und Kosmetika, oder als Biodiesel findet. Was den Baum aber definitiv zu etwas ganz Besonderem macht ist die Fähigkeit der zu Pulver zerriebenen Samen verschmutztes Trinkwasser zu reinigen. Das Pulver bindet im Wasser enthaltene Schwebstoffe und Bakterien und sinkt mit ihnen zu Boden – zurück bleibt klares, trinkbares Wasser.

Aufgrund des schnellen Wachstums, der relativ einfachen Kultivierungsmöglichkeiten, der vielfältigen Verwendbarkeit des Meerrettichbaums, sowie der zahlreichen gesundheitlichen Vorteile, die er den Menschen bietet, ist er wahrlich ein Wunderbaum.

Die gesunde Power steckt in den Blättern

Die Pflanze gilt bisher als das mit Abstand nährstoffreichste Gewächs überhaupt. Zahlreiche wertvolle Nähr- und Vitalstoffe sind besonders in den Blättern oder im Blattpulver in optimal abgestimmter Form zu finden. Hervorzuheben ist hierbei die hohe Anzahl an Aminosäuren, denn 18 von 20 bekannten essentiellen Aminosäuren konnten in den Blättern nachgewiesen werden. Diese können vom menschlichen Organismus nicht selbstständig hergestellt werden, sind jedoch wichtiger Bestandteil für den Sauerstofftransport im Körper, die Konzentrationsfähigkeit und viele wichtige Gehirnfunktionen.

Auch ein hoher Anteil an Antioxidantien sind in der Moringapflanze nachgewiesen. Sie sind unablässig für einen leistungsfähigen Organismus, denn sie schützen uns vor freien Radikalen, die häufig die Ursache von Erkrankungen sein können. Die so genannten ORAC-Werte (*„oxygen radical absorbance capacity"*), mit Hilfe dessen festzustellen ist, zu welchem Maße freie Radikale gehemmt werden, sind bei Moringa bedeutend höher als bei anderen Pflanzen. Dies weist auf besonders gute antioxidative Eigenschaften der Pflanze.

Interessant ist auch der erst kürzlich entdeckte Bestanteil Zeatin. Erstaunlicherweise enthalten die Blätter des Moringabaumes bis zu 1000 Mal mehr Zeatin, als andere Pflanzen. Zeatin ist eigentlich ein Wachstumshormon, welches, da es in Moringa in so hohem Maße vorkommt, für dessen schnelles Wachsen sorgt. In unserem Körper fungiert das Zeatin allerdings als Botenstoff, der dafür sorgt, dass all die wichtigen Vitalstoffe, die im Moringa enthalten sind, auch vom menschlichen Organismus aufgenommen und verwertet werden können.

Ein weiterer Vorteil: Zeatin hemmt den Abbau vom blatteigenen Chlorophyll. Dadurch werden die in den Moringa-Blättern enthaltenen Proteine und Vitalstoffe deutlich langsamer abgebaut, was auch einen großen Vorteil für die Weiterverarbeitung der Blätter zu Blattpulver ist, denn dadurch bleiben auch in diesem Pulver die Nährstoffe lange erhalten.

Die bedeutendsten Inhaltsstoffe und deren Funktion auf einen Blick:

Essentielle Aminosäuren: schützen vor freien Radikalen

Vitamin A: wichtig für ein gesundes Sehvermögen

Vitamin C: zur Stärkung des Immunsystems

Kalzium: unentbehrlich für gesunde Zähne und Knochen

Magnesium: Durchblutungsfördernd

Kalium: sorgt für einen reibungslosen Stoffwechsel

Eisen: wichtig für die Sauerstoffversorgung der Zellen

Zink: wirkt im Körper entzündungshemmend

Omega-3-Fettsäuren: essentiell für die Funktionen des Gehirns

Zeatin: wichtiger Botenstoff, der all diese Stoffe dorthin bringt, wo sie wirken sollen

Wie eigentlich alle Teile des Moringa-Baumes, können auch die Blätter vielseitig verwendet werden. In den Ursprungsländern werden sie zumeist entweder roh, gekocht, gedünstet oder in der Pfanne zubereitet verzehrt. Aus ihnen wird aber auch Tee aufgebrüht, der traditionell zur Vorbeugung und Gesundheitsunterstützung getrunken oder auch äußerlich, zum Beispiel bei Hautproblemen, angewendet wird.

Bedeutend in unseren Breitengraden ist aber vor allem das Blattpulver. Denn durch die Trocknung und das Mahlen der Blätter können diese haltbar gemacht werden, ohne ihre Wirkung zu verlieren und direkt zu uns nach Hause geliefert werden. Zum Beispiel in Form von Kapseln liefert uns der Wunderbaum aus

Fernost so unsere tägliche Extraportion an all den bereits erwähnten Nähr- und Vitalstoffen.

Für wen ist Moringa Oleifera besonders geeignet?

Zunächst einmal ist der vielseitige Alleskönner Moringa Oleifera für jeden zu empfehlen, der seinen täglichen Extra-Bedarf an vielen wichtigen Vitaminen, Mineralstoffen und Spurenelementen decken möchte, ohne jedoch auf synthetisch hergestellte Nahrungsergänzungsmittel zurückgreifen zu müssen. In der ayurvedischen Heilkunst ist Moringa Oleifera zudem schon seit Jahrhunderten als wunderbarer Alleskönner bei Alltagsbeschwerden sehr hoch geschätzt. So kann der Verzehr der Blätter oder die Einnahme des Blattpulvers Mangel- oder Unterernährung, Anämie, Kopfschmerzen, einem unregelmäßigen Blutdruck, einer Neigung zu Entzündungen und Hautinfektionen, Durchfall und Fieber entgegenwirken. Nichtsdestotrotz gibt es einige Gruppen von Personen, denen der Verzehr der Pflanze besonders zu empfehlen ist, selbst wenn sie unter keinen der genannten Beschwerden leiden.

Schwangere und stillende Mütter

Moringa-Blattpulver oder Blätter zusätzlich während der Schwangerschaft eingenommen, kann das gesunde Wachstum des Säuglings unterstützen und die Milchbildung bei der Mutter verstärken. Über den Organismus der Mutter und später die Muttermilch kann das Kind schon viele wichtige Vitamine und Mineralstoffe zusätzlich aufnehmen. Besonders zu erwähnen sind hier die in der Pflanze enthaltenen Aminosäuren Arginin und

Histidin, die in der Wachstumsphase nicht in genügender Menge vom Körper des Babys selbst hergestellt werden können, aber die dennoch essentiell sind für dessen gesunde Entwicklung.

Kinder

Doch nicht nur für Säuglinge, sondern auch für ältere, sich im Wachstum befindende Kinder ist eine Ernährung mit Moringa von Vorteil, da die zahlreichen enthaltenen Nähr- und Aufbaustoffe sich positiv auf das Wachstum und besonders die Entwicklung der Hirn- und Nervenzellen auswirken können. Zudem stärkt der hohe Anteil an Vitamin C das Immunsystem der Kinder.

Athleten

Leistungssportler oder Menschen, die generell einem hohen Leistungsdruck ausgesetzt sind, sind besonders dazu angehalten, sich ausgewogen zu ernähren und besitzen einen besonders hohen Bedarf an Nähr- und Vitalstoffen. Moringa kann sie dabei unterstützen alle essentiellen Vitamine, Mineralstoffe und Proteine in ausreichender Form zu sich zu nehmen und so auf ganz natürlichem Wege besonders leistungsfähig zu bleiben. Das liegt zum einen am hohen Anteil an Eisen und den Vitaminen A und C in Moringa, die dafür sorgen, dass das Blut stets mit ausreichend Sauerstoff versorgt ist und somit den Kreislauf stabilisieren. Außerdem können die zahlreichen Aminosäuren neben der hohen Menge an Kalzium den Muskelaufbau positiv beeinflussen. Antioxidantien schützen das Zellgewebe zusätzlich bei erhöhter körperlicher Anstrengung.

Senioren

Auch für älter werdende Menschen empfiehlt es sich, Moringa zu sich zu nehmen, um auch im hohen Alter noch fit und vital zu bleiben. Vielen Alters-Beschwerden kann durch eine ausgewogene, nährstoffreiche Ernährung vorgebeugt werden. Die Blätter von Moringa Oleifera dienen hierbei als optimale Versorgungsquelle für alle Vitalstoffe, die im Alter benötigt werden.

Veganer

Auch für Vegetarier, aber besonders für Veganer, ist die Moringapflanze von Bedeutung, da diese oft an Mangelerscheinungen leiden. So fragen sich viele, wie sie ihren Protein-, Kalzium- und Eisenbedarf decken und zugleich auf tierische Produkte verzichten können. Die Inhaltsstoffe der Blätter können diesem Problem Abhilfe schaffen, denn sie enthalten mehr Proteine als Eier oder Joghurt, deutlich mehr Eisen als Spinat und übertreffen den Kalziumgehalt von Milch um ein Vielfaches.

Welche Moringa-Produkte sind zu empfehlen?

Inzwischen gibt es Moringa in unzähligen Darreichungsformen. Ob als Tee, als Pressling oder in Kapselform – die Qualität der unterschiedlichen Produkte schwankt teilweise enorm. Entscheidend hierbei sind vor allem der Anbau und die Verarbeitung der Pflanze. Oft sind durch die industrielle Massenverarbeitung kaum noch Vitalstoffe in den Pulvern enthalten.

Leider können wir nicht sämtliche auf dem Markt verfügbaren Moringa-Produkte testen. Trotzdem haben wir uns einige angesehen und können die Moringa-Kapseln von dem Naturproduktehersteller AMAIVA empfehlen. Die hochwertigen Moringa-Pflanzen werden noch im Anbauland schonend bei maximal 40° verarbeitet, sodass ein Großteil der Vitalstoffe erhalten bleibt. Die Kapselform hat sich im täglichen Gebrauch außerdem als sehr praktisch erwiesen.

Sie finden die Moringa Kapseln hier: Moringa Kapseln von AMAIVA Naturprodukte

Die Verwendung der Pflanze und ihrer Teile

SAMEN – Aus den Samen lässt sich ein Öl gewinnen, das in seiner Qualität dem kaltgepressten Olivenöl in nichts nachsteht. Als einzige bekannte Pflanze, die das ganze Jahr über Blüten hervorbringt, ist sie der Liebling der Imker, eine echte Honigmacherin. Der Moringa-Honig ist medizinisch besonders wertvoll und wird in Europa als einer der besten Honige gehandelt. Aufgrund seiner intensiven Produktion von Blüten und Samen – ein einzelner Baum bringt es bereits im zweiten Jahr auf über 10.000 Samen – ist er auch als Plantagenbaum für die Biodieselgewinnung bestens geeignet.

Der noch grüne Samen kann als Gemüse verwertet werden, ähnlich wie Erbsen, weiße Bohnen, oder Sojabohnen, gekocht oder als Salat serviert

BLÄTTER - Die Blätter und Blüten sind für Mensch und Tier essbar. Aus den getrockneten Blättern lässt sich ein Tee zubereiten, der gern täglich genossen werden kann. Grün eignen sich die Blätter auch als Salat zu bereitet, können aber auch Bedenkenlos an Kaninchen, Schafe und Ziegen verfüttert werden. Ein Leckerbissen für die Tiere.

BLÜTEN – In Indonesien und Ost-Timor wird aus den Blüten ein bekanntes Gericht zubereitet, das 'Makansafu' genannt wird. Dazu werden die Blüten in Kokosnuss-Öl fritiert, mit Kokosmilch zubereitet und als Beilage werden Reis oder Mais serviert. Blüten und Blätter werden auch gern zusammen mit anderen Früchten oder Gemüse im Mixer als Vitamingetränk verwendet, beispielsweise mit Rote Beete und Karotten aber auch mit Orangen, Apfel, Ananas, Melone und Papaya. Die Blüten sind auch als Tee bei Erkältungen sehr erfolgreich. Man kann sie auch roh vom Baum essen, sie sind süß und sehr schmackhaft.

Aus den Blüten lässt sich aber auch ein Saft gewinnen, der zum Würzen und Abschmecken von Suppen oder Soßen genutzt wird, eben aufgrund des reichen Gehalts an Vitaminen und Mineralsalzen. Der aus den Blüten gewonnene Saft hilft auch bei der Gewichtsreduzierung aufgrund seines hohen Nährstoffgehalts.

Aus Blättern, Blüten und Samen lässt sich ein Pulver herstellen, welches als Klär-Dekanter verwendet schmutziges trübes Wasser innerhalb von zwei Stunden in bestes Trinkwasser mit dem richtigen PH-Wert verwandelt, welches in seiner Qualität chemisch aufbereitetem Trinkwasser in nichts nachsteht. Die eingeweichten Blätter (durch Mazerierung) garantieren in Zisternen gegeben eine schnelle Reinigung des Trinkwassers.

SCHOTEN – Die jungen grünen Schoten können wie Spargel gekocht werden, ein Gericht, das auf Haiti sehr beliebt ist.

RINDE – Die Rinde ist langfaserig und daher im Kunsthandwerk sehr beliebt. Man kann leicht daraus Körbe und andere Gebrauchsgegenstände flechten. Wird sie zu feinen Fasern weiterverarbeitet, werden sogar kleine Teppiche daraus hergestellt. Der Rindensaft ist süß. Das Harz hat Tannin, das zum Gerben von Leder für die Herstellung von Schuhen, Taschen, Kleidung usw. gebraucht wird. usw.

KARTOFFEL – Der Samen kann auch in kälteren Regionen in Beeten und Gewächshäusern zum Treiben gebracht werden, auch wenn die Chance, dass daraus mal ein erwachsener Moringa-Baum wird, äußerst klein ist – wegen des Klimas. Aber wenn die Pflanze etwa 30 cm erreicht, hat sie in der Erde eine Knolle gebildet, die sehr köstlich ist. Sie schmeckt ein wenig wie Rettich, kann in Salaten oder gekocht als Gemüse verzehrt werden, sie hat alle Vitamine der Pflanze in hoher Konzentration. Verpasst man allerdings den genauen Erntezeitpunkt, entwickelt sich die kleine Kartoffel zur Wurzel. Die Erntezeit beträgt etwa 30 Tage, ab dem Moment, wenn das Pflänzchen 30cm Höhe hat.

ORNAMENTE – In vielen Ländern ist der Moringa eine Zierpflanze, weil er das ganze Jahr über herrlich anzuschauende Blüten produziert. Er ist weltweit die einzige Pflanze, die dafür bekannt ist.

CELULOSE – Das Holz des Baumes ist sehr weich, aber es eignet sich hervorragend als Celulsoe in der Papierherstellung.

Zusätzliche weitere Informationen

ERNÄHRUNG – Aufgrund ihrer ernährungsphysiologischen Eigenschaften können Moringa-Produkte hervorragend in der Behandlung von Unterernährung verwendet werden. Reich an Eiweiß, Vitaminen und Mineralstoffen wird Moringa auch bei der Bekämpfung von Übergewicht und hohem Cholesterinspiegel eingesetzt. Entweder die Moringa-Kapseln oder die Baumprodukte selbst, wie als Gemüsegerichte beschreiben in den Ernährungsplan einbauen. Sie ersetzen die gewohnte Ernährung und bereichern durch viel mehr Vitamine und Mineralstoffe im Vergleich zu Fleisch und anderen dickmachenden Gerichten, die zu viele gesättigte Fettsäuren aufweisen.

VIEHZUCHT – Moringa kann auch als Futter für Schafe, Ziegen, Kaninchen, freilaufenden Hühner, Milchkühe gepflanzt werden. Pflanzen Sie die Samen alle 80 cm. Wenn die Pflanze etwa 80 cm in der Höhe erreicht hat, wird sie gekannt. Nach dem neuen Austrieb werden mehrere Triebe entstehen. Wenn diese 30 Zentimeter erreichen, werden wieder alle Triebe gekappt. Damit ist gewährleistet, dass die Pflanze voller neuer Anlagen ist und kräftig treibt. Die jetzt immer wieder entstehenden Triebe können geerntet werden und dem Vieh als Futter dienen. Aufgrund der enormen Konzentration von Vitaminen und

Mineralstoffen, ist es ein sehr hochwertiges Futter, in der Herstellung allerdings äußerst preiswert.

MEDIZINISCHE VERWENDUNG - In Afrika mit seinen Millionen von Menschen mit HIV und AIDS-Virus, wurde er eine Waffe im Kampf gegen die verheerenden Auswirkungen dieser Krankheiten, es ist reich an Eiweiß, Vitaminen und Mineralstoffen und eine mächtige Waffe gegen chronische Unterernährung vielen Teilen des riesigen Kontinents.

Die Ergebnisse waren insgesamt positiv bei der Behandlung von Prostatitis, Prostatakrebs, Rheuma, Tumoren, Systemischer Lupus Erythematodes, Arthritis und anderen Autoimmunerkrankungen, Bluthochdruck, Leberentzündung, gastrointestinale Motilität, Epstein-Barr-Virus, Epilepsie, chronische Ermüdung, Schäden verursacht durch die aggressive Behandlung von Krankheiten wie Krebs, pränatale Behandlung von Glaukom, Unterernährung bei Erwachsenen und Kindern, die Verringerung von Übergewicht, Magen-Darm-Reizung, Unterstützung bei der Heilung von Hautentzündungen, Bronchitis und Schleimhautentzündung bei Säuglingen. Die Wurzeln sind ein Abführmittel. Die Pflanze unterstützt die Erneuerung von Epithelzellen der Geschlechtsorgane und des Gehirns.

Studien haben ihre Effizienz in Dutzenden von Krankheiten gezeigt: Gegen Durchfall, entzündungshemmend, antimikrobiell, krampflösend, anti-diabetisch, harntreibend, entwurmend (Blüten und Samen).

Die Pflanze gilt als ein Wunder der Natur, eine wahre Naturapotheke.

Aus einer anderen Quelle:

Moringa oleifera Lam oder Moringa pterygosperma Gaertner

- so sind die vollständigen botanischen Bezeichnungen – ist ein Baum, der in seinen Ursprungsländern als Wunderbaum bezeichnet wird.

Ursprünglich kommt Moringa aus der unteren Himalaya Gegend, Nordwest Indien, Pakistan, Bangladesh und Afghanistan. Dort sind noch sehr alte Baumbestände zu finden.

Der Name Moringa stammt ursprünglich aus dem Indischen. Moringa hat jedoch so viele Bezeichnungen, dass man sie nicht alle aufzählen kann. Die Bezeichnung als Meerettichbaum bzw. Horseradishtree leitet sich von den stechend scharf riechenden Wurzeln des Baumes ab. Dieser Geruch entsteht durch die Senfölglycoside, die reichlich in den Wurzeln enthalten sind.

Unter den folgenden Namen ist der Moringabaum auch bei uns bekannt:

- Meerettichbaum
- Behenbaum
- Behennussbaum
- Klärmittelbaum
- Trommelstockbaum
- Flügelsaniger Bennussbaum
- Pferderettichbaum

- Weiße Akazie

Die Engländer, die sich in der Kolonialzeit in Indien niedergelassen hatten, benutzten die Moringabaumwurzeln als Meerettich Ersatz.

Der Moringa Baum ist in den Ländern Afrikas, Asiens, in Lateinamerika, der Karibik und in Ozeanien bekannt, wird dort angebaut oder wächst wild.

Wie und wo wächst Moringa?

Der Moringa Baum wächst sehr schnell, liefert schnell Erträge und ist anspruchslos. Er wächst in den subtropischen und tropischen Regionen auf sandigen kargen Böden, bei konstanten Temperaturen von 20 – 45 °C. Seine Wurzeln mögen keine Nässe, können jedoch sehr gut Feuchtigkeit speichern. Bei optimalen Bedingungen kann er 30 cm im Monat wachsen und die ersten Blätter können schon nach 4 Monaten geerntet werden. Im ersten Jahr kann der Baum bis zu 4 m hochwachsen. Insgesamt kann er eine Höhe von 12 m erreichen.

Die Verbreitung von Moringa Baumen erstreckt sich rund um den Äquatorbereich der Erde. Er wird in Mittelamerika, Afrika, auf dem indischen Subkontinent, in China, auf den Philippinen und in Indonesien und noch weiteren Gebieten in diesem Umkreis kultiviert, hat sich hier aber auch ausgewildert.

Das alte Wissen um die Nahrhaftigkeit und Heilkraft des Baumes kam auch den Europäern, besonders den Engländern, zu Ohren, die in den Kolonien lebten. Es war modern, Pflanzen und Samen untereinander zu tauschen und fremde Pflanzen im Garten zu kultivieren. So kam es zur Ausbreitung und zum Entstehen verschiedener Moringa Arten rund um den Globus. Aus der ursprünglichen Art, Moringa Oleifera, haben sich auf diesem Wege insgesamt 13 Unterarten entwickelt.

Nach Aussage der traditionellen ayurvedischen Medizin kann Moringa 300 Krankheiten vorbeugen.

Der Nährstoffgehalt, der einzelnen Teile von Moringa Oleifera, ist für fehl- oder unterernährte Menschen in der Tat sehr interessant.

Reichhaltige Nutzpflanze für Menschheit und Tierwelt

Der Moringa Baum ist weltweit unter verschiedenen Namen bekannt, wovon manche Namen bezeichnend für seine überlieferten Wirkungen stehen.

In den Ursprungsländern gilt Moringa als Baum, der wahre Wunder tut.

Laut alter Volksweisheiten hilft er auf wunderbare Weise bei vielen Krankheiten, aber er hilft auch heute hungernden unterernährten Kindern und Erwachsenen, in den Gebieten, in denen Moringa wächst.

Moringa ist ein Geschenk der Natur, für die Menschheit und auch für die Tierwelt.

Er bietet ein einzigartig umfassendes Nährstoffspektrum, wie bisher keine andere Pflanze auf der Erde.

In der regional traditionellen Volksmedizin wurde das Wissen um Moringa weitergegeben. Darauf wurden auch Entwicklungshelfer aufmerksam, die dazu beigetrugen, dass sich das Wissen um Moringa weiter verbreitet hat.

Vor allem den Forschungen von Prof. Dr. Klaus Becker, der Universität Hohenheim, und den Untersuchungen von Lowell J. Fuglie vom Church Word Service aus dem Senegal, ist zu verdanken, dass die Einzelbestandteile von Moringa wissenschaftlich untersucht wurden und dass Moringa immer bekannter wurde. Auch dank Prof. Dr. Becker sind die Geschichten über Moringa nicht mehr nur legendär, sondern wissenschaftlich belegt.

Den neuesten Forschungen nach, kann Moringa ernähren, nähren, vorbeugen, helfen, regulieren, schützen und reparieren, weil sämtliche Teile des Baumes, ein optimales Nährstoffspektrum, in synergistischer Zusammensetzung, mit hoher Bioverfügbarkeit bieten.

Das bedeutet, dass wichtige Einzelstoffe in Moringa von Natur aus richtig zusammengefügt sind und sich gegenseitig in ihrer Funktion unterstützen – es könnte für uns die optimale Nahrung bzw. Nahrungsergänzung sein, die nicht erst zusammengemischt (oder zusammengekauft) werden muss- ein Vorteil gegenüber synthetisch hergestellten Nahrungsergänzungen, in Pillen-, Kapsel- oder Konzentrat-Form.

Moringa kann nicht nur die Überlebenschancen der Menschen verbessern, die in den traditionellen Anbaugebieten leben, sondern kann Menschen weltweit beim Erhalt der Gesundheit sehr dienlich sein, vor allem Menschen, die sich nicht optimal ernähren können.

In Brasilien sagt man, wenn jedes Haus einen Moringa-Baum hätte, bräuchte kein Brasilianer Hunger leiden.

Zu meiner Entlastung:

Die Verwendung von Wildkräutern ist nicht für die Beseitigung oder Linderung von Krankheiten, Leiden oder krankhaften Beschwerden durch die Pharma-Industrie bestimmt. Die hier niedergeschriebenen Angaben beruhen auf Überlieferung und langjähriger Erfahrung. In keinster Weise sollen eben diese Angaben eine Beratung durch einen Arzt ersetzen. Bei Fragen wenden Sie sich bitte daher an Ihren Arzt oder Ihren Heilpraktiker.

Zu Ihrer Freude:

Wenn Sie sich die einzelnen Kräuter einmal im Bild und mit noch weiterführenden Erläuterungen anschauen wollen, empfehle ich folgende Datenbank:

http://www.gartendatenbank.de/kategorie/essbare_wildkr%E4ut er

In meinem Bestreben, ‚Altes Wissen' nicht in Vergessenheit geraten zu lassen, bedanke ich mich auch beim Celticgarden-Verlag. Dieser Verlag hat ein Büchlein herausgegeben, das dem Interessierten die Zubereitungen von Suden, Tinkturen, Pomaden, Tees usw. ganz genau erklärt. Sozusagen das Rüstzeug für jede „weiße Hexe". Sie können sich das Büchlein im PDF-Format von meinem Server kostenlos downloaden. Hier der Link:

www.echevers.eu/content/heilkräuter_zubereitungen.pdf

Die kleine alltägliche Entgiftung

Wenn ich über Getränke und ihre heilende Wirkung bei Krebs spreche, kann ich Ihnen dieses Wissen nicht vorenthalten:

Dieser tägliche Trick kann Ihnen helfen, sich zu entgiften, Ihre Verdauung zu verbessern und Ihren Stoffwechsel sowie Ihr Energiehaushalt anzukurbeln, ganz abgesehen von weiteren Heilungsprozessen, von denen ich im weiteren Text noch sprechen werde.

In der heutigen modernen Welt werden wir von Giften bombardiert ... überall von der verschmutzten Luft, die wir atmen, dem Wasser, das wir trinken, den Shampoos und anderen Kosmetika, die unseren Körper mit Chemikalien einschäumen und natürlich von all den chemischen Zusätzen, Pestiziden, Hormonen, Antibiotika und anderen schädlichen Stoffen in der Nahrung, die wir essen.

All diese Gifte können sich schädlich auf Ihren Körper auswirken, den Stoffwechsel und die Hormone schädigen, die Verdauung beeinträchtigen und Ihre Energie löschen.

Wenn Sie EINE Sache kennen würden, die Sie jeden Morgen direkt nach dem Aufstehen tun könnten, um Ihrem Körper zu helfen, einige der Gifte zu beseitigen, Ihre Verdauung zu verbessern, den Stoffwechsel anzuregen und Ihre Energie IN DIE HÖHE ZU TREIBEN, würden Sie sie anwenden?

Selbstverständlich würden Sie das…und sie dauert weniger als eine Minute!

Das Geheimnis der Zitrone

Es ist 10.000-mal stärker als Chemotherapie. Alles, was man braucht, ist … eine gefrorene BIO-Zitrone. Viele Profis in Restaurants und Gaststätten verwenden bzw. verbrauchen die gesamte Zitrone, und nichts wird weggeworfen.

Wie können Sie die ganze Zitrone verwenden – ohne Abfall?

Ganz einfach … legen Sie die gewaschene Bio-Zitrone ins Gefrierfach Ihres Kühlschranks. Sobald die Zitrone gefroren ist, nehmen Sie Ihre Küchenreibe und raspeln die ganze Zitrone (ohne sie zu schälen) und bestreuen damit Ihre Speisen.

Streuen Sie alles über Salate, Eiscreme, Suppen, Getreideflocken, Nudeln, Spaghetti-Saucen, Reis, Sushi, Fischgerichte, Whisky… die Liste ist endlos. Alle Lebensmittel werden einen unerwartet wunderbaren Geschmack erhalten, wie Sie ihn nie zuvor gekannt haben.

Höchstwahrscheinlich haben Sie bisher bei Zitronen nur an Zitronensaft und Vitamin C gedacht. Ab jetzt wohl nicht mehr. Nun, da Sie dieses Geheimnis der ganzen Bio- Zitrone erfahren haben, kann man sie natürlich auch für Instant-Nudelgerichte verwenden.

Was ist der größte Vorteil bei der Verwendung der ganzen Zitrone, also der Vermeidung von Abfall und dem Hinzufügen von neuem Geschmack zu Ihren Gerichten? Nun, Bio-Zitronenschalen enthalten 5- bis 10-mal mehr Vitamine als der Zitronensaft selbst. Und ja, genau diese Schalen waren es, die Sie bisher weggeworfen haben.

Aber von nun an, indem Sie dieses einfache Verfahren mit dem Einfrieren der ganzen Zitrone anwenden und dann alles auf Ihre Speisen reiben, können Sie die vollen Nährstoffe aufnehmen und werden dabei nur noch gesünder.

Zitronenschalen sind nämlich gesundheitsfördernd durch die Zerstörung toxischer Elemente im Körper. Geben Sie Ihre gewaschenen Bio- Zitronen in den Gefrierschrank und reiben Sie sie dann täglich auf Ihre Mahlzeiten oder Getränke. Das ist ein magischer Schlüssel, um Ihre Lebensmittel schmackhafter zu machen, und Sie werden gesünder und länger leben!

Das ist das Geheimnis der Zitronenfrucht!

Besser spät als nie gewusst, oder? Die überraschenden Vorteile der Zitrone: Zitrone (Citrus) ist ein wundertätiges Produkt, um Krebszellen abzutöten.

Es ist 10.000-mal stärker als die Chemotherapie. Warum wissen wir nichts darüber? Weil es Labors gibt, welche an der

Herstellung einer synthetischen Version mit daraus zu erwartenden riesigen Gewinnen interessiert sind.

Sie können nun einem Freund in Not helfen, indem Sie wissen lassen, dass Bio-Zitronensaft Vorteile bei der Verhinderung von Krebskrankheiten bringt.

Der Geschmack ist angenehm, und es gibt nicht die schrecklichen Nebenwirkungen der Chemotherapie. Wie viele Menschen müssen noch sterben, während dieses Geheimnis weiterhin streng unter Verschluss gehalten wird, nur um nicht die gewinnorientierten Multimillionäre mit ihren Großkonzernen zu gefährden?

Wie Sie wissen, ist der Zitronenbaum bekannt für seine Vielfalt an Zitronen, Limonen und Limetten. Sie können die Früchte in unterschiedlicher Weise genießen: Sie können das Fruchtfleisch essen, Saft pressen, Getränke zubereiten, Sorbets, Kuchen, etc..

Es werden ihnen viele Tugenden zugeschrieben, aber am interessantesten ist die Wirkung, die sie auf Zysten und Tumore erzeugt. Diese Pflanze ist ein bewährtes Mittel gegen Krebs der verschiedensten Arten. Manche sagen sogar, sie ist hilfreich bei sämtlichen Arten von Krebs. Sie wird auch als antimikrobielles Spektrum gegen bakterielle Infektionen und Pilze betrachtet, ist wirksam gegen interne Parasiten und Würmer, reguliert zu hohen Blutdruck, ist ein Antidepressivum und bekämpft auch Stress und nervöse Störungen.

Die Quelle dieser Informationen ist faszinierend:

Sie kommt von einem der größten Arzneimittelhersteller der Welt und besagt nach mehr als 20 Labortests seit 1970 im Ergebnis, dass die bösartigen Zellen in 12 Krebsarten, darunter Darm-, Brust-, Prostata-, Lungen- und Bauchspeicheldrüsenkrebs zerstört werden...

Die wirksamen Inhaltsstoffe dieses Zitronenbaumes erwiesen sich als 10.000-mal besser als das Produkt Adriamycin, ein Chemotherapeutikum, das weltweit zur Verlangsamung des Wachstums von Krebszellen eingesetzt wird.

Und was noch erstaunlicher ist: Bei dieser Art von Therapie mit Zitronen-Extrakt werden nur die bösartigen Krebszellen zerstört und keinerlei gesunde Zellen angegriffen.

Also, waschen Sie Ihre Zitronen gründlich, frieren Sie sie ein und zerreiben Sie die ganze Frucht. Ihr Körper wird es Ihnen danken!

Es hat über tausend Studien gegeben, die der Zitrone bescheinigen, wie erfolgreich sie bei folgenden Krebsarten ist:

Einzelne Krebsarten – Suchterminus in der Fachzeitschrift „Pubmed" zum selbst recherchieren:

Brustkrebs

Leberkrebs

Leukämie

Lungenkrebs

Lymphome Non Hodgkin

Pankreas-Krebs

Plattenepithel-Karzinom

Prostata Krebs

Sarkome

Bis jetzt fand sich nur bei HODGKIN Lymphomen kein positiver Effekt. Tatsächlich sieht man bei allen Tumoren durch Zitronen-Schalen-Bestandteilen (sowohl die Flavenoide als auch die im Zitronenöl befindlichen Terpene) Apoptose (programmierter Zelltod) und Redifferenzierungs-Phänomene auf Tumore.

Anmerkung: Wenn Sie statt der gelben Zitrone eine oder mehrere Limetten einfrieren und auf Ihre Speisen streuen, bzw. in Ihre alltäglichen Getränke geben wollen... es macht von der wunderbaren Wirkung her keinerlei Unterschied. Ich verwende dazu hier in den Tropen die Limette und nehme sie jeden Tag zu mir.

Schlussbemerkung

Ich brauche mich gar nicht sehr anstrengen, um von den grünen Smoothies, den Wildkräutern und der basischen Ernährung zu einem weiteren wichtigen Kapitel auf dem Weg zur Heilung zu kommen. Immer wieder zeigt uns Mutter Natur einen Weg. Wir müssen nur wieder lernen, hinzuhören.

Den Körper durch Erdung selbst heilen

Können Sie sich noch daran erinnern, dass sie als kleines Kind am liebsten barfuß die große, weite Welt erobern wollten? Was Kinder so instinktiv tun, sollten wir Erwachsenen auch wiederbeginnen.

Denn barfuß gehen hält gesund und fit bis ins hohe Alter – und das auch noch kostenlos! Durch barfuß gehen verbinden sie sich mit der Quelle der Energie unserer Erde, die ihre „Batterien" wieder auflädt. Die Erdenergie stärkt und aktiviert die enormen Selbstheilungskräfte des Körpers. Nicht, dass dieses Wissen neu wäre. Auch heute noch gibt es „unzivilisierte" Naturvölker, die stets barfuß unterwegs sind. Mitglieder des Rarámuri-Volkes in Mexiko beispielsweise vermögen am Stück bis zu 170 Kilometer ohne jegliches Schuhwerk zu laufen.

Über unsere Füße wären wir mit Mutter Erde verbunden. Doch leider schirmen wir uns fast immer energetisch vom Erdboden ab – eine oft folgenschwere Isolation.

Leider leben wir in einer hoch technologischen Welt, wo das alte Wissen keinen Platz mehr hat. Doch das alte Wissen war nicht ohne. Die damaligen Menschen hatten keine Krankenhäuser, und benötigten sie auch nicht, denn sie heilten sich durch die Natur selbst.

Alles ist mit allem verbunden, alles ist EINS, und jeder Mensch kann durch diese Verbindung Nutzen ziehen. Wir haben es nur verlernt. Z.B.: die Erdheilung.

Erdung – die ultimative Heilmethode?

Der Heilung stehen viele Hürden im Weg, angefangen mit belasteten Nahrungsmitteln, Wasser und Luft. Nimmt man dazu noch ein schlechtes Verhältnis zu Sonne und Erde, wird eine echte Heilung sehr schwierig. Wenn es uns allerdings gelingt, unsere Verbindung zur Erde wiederzufinden, so könnten wir erleben, dass Heilung viel einfacher wird.

Was ist Erdung?

Erdung beruht auf Untersuchungen, wonach eine Verbindung zur elektrischen Energie der Erde das körperliche Wohlbefinden fördert. Diese Verbindung wird zwischen den elektrischen Frequenzen des menschlichen Körpers und denen der Erde hergestellt, was direkt (z.B. durch Barfußlaufen im Gras oder am

Strand) gelingt oder ersatzweise durch technische Hilfsmittel zur Erdung.

Der Pionier und die Wissenschaft

Clinton Ober, anerkannter Pionier des Konzepts der Erdung, wusste, dass die Erdoberfläche aus negativ geladenen Ionen besteht, die zusätzliche Elektronen enthalten. Diese Elektronen sind in der Lage, positive Ladungen, wie beispielsweise die der freien Radikale, zu reduzieren. Freie Radikale zirkulieren in unserem Körper auf der Suche nach Elektronen, um sich zu vervollständigen. Sobald sie damit Erfolg haben, werden sie »neutralisiert« und tragen nicht mehr länger zu entzündlichen Prozessen im Körper bei.

Studien zeigen eine positive gesundheitliche Wirkung der Erdung:

• Besserer Schlaf

• Weniger Schmerzen und Entzündungen

• Gestärktes Immunsystem

• Weniger Ängstlichkeit und Stress

• Linderung von Magen-Darm-Symptomen

• Verbesserte Herz-Kreislauf-Funktion

• Mehr Energie

• Verbesserung der hormonellen Zyklen

• Schnellere Heilung von Sportverletzungen

• Weniger Jetlag.

Erdung: Barfuß ins Glück

Am Ende behalten die Hippies doch recht: Wir brauchen vor allem viel Liebe, Sonne – und nackte Füße. Dass Barfußgehen ein besonderes Wohlgefühl verursacht, dürften die meisten Menschen schon selbst erlebt haben – warum allerdings, dass haben einige Forscher um Clint Ober erst vor wenigen Jahren herausgefunden. Ihre Theorie: Der Mensch braucht den direkten Hautkontakt mit der Erde, um sich elektrisch zu erden. Was klingt wie eine New-Age-Fabel – und von Skeptikern auch nach wie vor als solche betrachtet wird – hat nach Meinung einer kleinen Gruppe von Forschern tatsächlich weniger mit wundersamen Energien zu tun, als mit schnöder Elektrizität. Mit zahlreichen Studien versuchen sie, ihre Theorie zu beweisen.

Über Jahrtausende hinweg ist der Mensch barfuß über diesen Planeten gelaufen, hat auf der Erde gesessen und teils auch geschlafen. In modernerer Zeit allerdings ist uns dieser direkte Kontakt mit der Erde immer mehr abhanden gekommen. Das hat nicht nur in geistig-seelischer Hinsicht schwere Konsequenzen, sondern vielleicht auch ganz und gar körperliche, wenn man dieser Theorie Glauben schenkt.

Fehlende Erdung ist wie abgeschnittene Wurzeln

Die Idee zu *Earthing* entstand eines sonnigen Tages im Jahre 1998, als der Amerikaner Clint Ober in der überwältigenden Landschaft von Sedona saß und eine Gruppe Touristen beobachtete. Ihm wurde etwas gewahr, was er bis dahin schlicht übersehen hatte: Inmitten dieser wundervollen Natur trugen alle von ihnen Schuhe mit einer Kunststoff- oder Gummisohle – und waren so zwar irgendwie in der Natur, aber auch seltsam entkoppelt von ihr, getrennt durch zentimeterdicken Kunststoff. Was anderen Menschen vielleicht weniger zu denken gäbe, warf für den ehemaligen Nachrichtentechniker eine interessante Frage auf:

Wenn der Mensch bekanntermaßen ein elektromagnetisches Wesen ist, dessen sämtliche Nerven- und Gehirnfunktionen auf der Übertragung von schwachen elektrischen Signalen beruhen, welchen Effekt hat es dann, dass er sich mit Kleidung, Behausung, Sitz- und Schlafgelegenheiten über die Zeit fast komplett der elektrischen Erdung beraubt hat?

Die Idee ließ ihn nicht mehr los. Denn in seinem ehemaligen Job hatte er viel mit Kabelfernsehen zu tun gehabt – Erdung und Abschirmung der Kabel war hier enorm wichtig, um das Fernseh-Signal von elektromagnetischen Fremdeinflüssen zu schützen – war es beim Menschen vielleicht genauso? Eine interessante Frage insbesondere, da der Elektrosmog immer größere Ausmaße annahm. Dies gab den Startschuss zu einer jahrelangen Erforschung des Phänomens Erdung – oder *Earthing and Grounding*, wie Ober es später nannte.

Vielleicht, so überlegte Ober, gleicht Erdung genau wie beim Kabelfernsehen auch im Körper den Einfluss des elektromagnetischen 'Kraches' auf das Nervensystem aus. Eine These, die unter alternativ denkenden Wissenschaftlern 2001 Aufsehen erregte, denn Elektrosmog wurde ein immer größeres Thema.

Nach einigen vielversprechenden Hobby-Versuchen und einer ersten durchweg positiven Studie über den Einfluss von *Earthing* auf den Cortisol-Spiegel fand er bald in den Forschern James Oshmann und Stephen Sinatra wissenschaftlich versierte Mitstreiter, die seine Fragen ebenso faszinierend fanden wie er und eine Reihe von Studien durchführte, um die Wirkung von *Earthing* zu erforschen.

Die Erde: ein elektrisches System

Die Theorie hinter der Theorie: Wie unser Körper so hat auch die Erde ein elektrisches System. In der Atmosphäre, wie auch an der Erdoberfläche, wimmelt es von elektrisch geladenen Teilchen. Die Erdoberfläche hat dabei eine negative elektrische Überschussladung und die gesamte Atmosphäre nahe der Oberfläche bildet ein elektrostatisches Feld. Aber auch weit unter der Erdoberfläche gibt es regelrechte Ströme solcher Ionen, die der Wissenschaft lange ein Rätsel waren, bis entdeckt wurde, dass diese Schichten größere Mengen flüssiges Karbonat enthalten. Die Forschungsrichtung der Magnetotellurik widmet sich ganz der Erforschung dieser manchmal auch als 'tellurische

Ströme' bezeichneten elektrischen Ströme der Erde, die auch an der Erdoberfläche noch ihre Auswirkung in Form elektromagnetischer Felder zeigen.

Wie beim Wasser gibt es auch für die elektrischen Ströme einen globalen Kreislauf *(global electrical circuit)*, winzige Ionenströme fließen zwischen der Erdoberfläche und der Ionosphäre und von dort zurück. Zudem spielen vor allem Blitze und auch die ionisierende Strahlung aus dem Weltraum eine große Rolle in diesem Kreislauf-System.

Unser Körper – so die Earthing-Theorie – ist an dieses System perfekt angepasst. Das Körper-System funktioniert dann perfekt, wenn es durch Erdung die Chance hat, sich mit dem Potenzial der Erde auszugleichen. Induzierte Ladungen können wie bei einem Blitzableiter einfach an die Erde abgegeben werden, ohne dass es den Menschen beeinflusst. Besonders der negative Einfluss von Elektrosmog soll so durch Erdung minimiert werden können. Außerdem, so postulieren die Forscher gibt es durch diesen Ausgleichs-Mechanismus andersherum auch einen steten Strom von Elektronen von der Erde in den Körper, der helfen soll, sogenannte freie Radikale zu neutralisieren. Das ganze Nervensystem beruhigt und entspannt sich, der Körper findet wieder zu seiner natürlichen Harmonie und den natürlichen Rhythmen zurück.

Verliert der Körper jedoch seine Erdung, bringt das unser ganzes Nervensystem durcheinander, so behaupten die Wissenschaftler. Ihre Empfehlung: Täglich mindestens 30-40 Minuten mit nackten Füßen auf der Erde laufen – oder nackt auf ihr liegen. Dies lässt sich wunderbar mit einem Sonnenbad verbinden – und deren Heilwirkung ist nun mittlerweile wissenschaftlich unumstritten.

Die Verbindung zu 'Vater Sonne' und 'Mutter Erde' – für fast alle indigenen Völker auf der Welt ein heiliger Bund – ist also vielleicht mehr als nur eine nostalgische Idee. Und vielleicht würden viele unserer sogenannten „Zivilisationskrankheiten" verschwinden, wenn wir etwas mehr zu einem Lebensstil zurückkehren würden, wie ihn diese alten Völker praktizieren. Vielleicht sind Nahrung, Luft, Wasser, Sonne und Erde die wichtigsten Heilmittel, die wir haben. Die Pflanzen, mit ihren tiefen Wurzeln und den der Sonne entgegengestreckten Blättern erinnern uns täglich daran.

Der moderne Schuh trennt von der Erdenergie

Unglücklicherweise ging uns mit Einführung der modernen Schuhe mit isoliertem Material unsere natürliche Verbindung zur Erde verloren. Gummi und Plastik haben seit den 1960er-Jahren das traditionelle leitfähige Ausgangsmaterial – Leder – abgelöst. Plastik kommt heute fast überall vor, obwohl es doch erst vor ca. sechzig Jahren erfunden wurde: in unserer Kleidung und Schuhen, die zum Teil gänzlich aus Plastik bestehen, in unseren Betten, Teppichen, Haushaltsgeräten und vielem mehr. Unabhängige Wissenschaftler gehen davon aus, dass mit Anstieg des Plastikkonsums, vor allem aber dem Plastikgehalt in den Sohlen unserer Schuhe, auch die chronischen und stressbedingten Erkrankungen gestiegen sind. Dies würde mit erklären, warum in den letzten Jahrzehnten immer mehr Menschen an Autoimmunkrankheiten, chronischen Krankheiten, Allergien und

Schlaflosigkeit leiden. Weshalb die natürliche Verbindung mit unserer Erde so wichtig ist, erklärte Dr. William Rossi, ein Fußorthopäde aus Massachusetts und Experte für die Geschichte der Schuhindustrie, 1997 in einem Artikel der *Footwear News*:

„Die Fußsohle ist dicht mit ungefähr 1'300 Nervenenden pro Quadratzoll (ca. 6,5 cm²) durchzogen. Das sind mehr, als man an jedem anderen Körperteil vergleichbarer Größe findet. Warum konzentrieren sich hier so viele Nervenenden? Um uns mit der Erde in Kontakt zu halten." Der menschliche Fuß ist ein Wunderwerk der Natur, besteht er doch aus 26 Knochen, 100 Muskeln, Sehnen und Bändern sowie 33 Gelenken. David Wolfe, ausgewiesener Experte für Gesundheit und Lebensweise, geht sogar so weit, den normalen Schuh als die vielleicht gefährlichste Erfindung der Welt zu betiteln. Der Fuß, so Rossi, ist als eine Radarantenne mit einer lebenswichtigen Funktion zu sehen: Lebensenergie aus der Erde aufzunehmen, ähnlich einer Pflanze, die mit ihren Wurzeln Nahrung aus dem Boden zieht.

Wie wir die Sonne unter anderem zur Erwärmung und Bildung von körpereigenem Vitamin D benötigen, so brauchen wir die natürliche und sanfte Energie der Erde. Eine Energie, die man mit bloßem Auge nicht zu sehen vermag, die aber manche Menschen trotzdem als warm, angenehm, wohltuend, kribbelnd und prickelnd beschreiben.

Was bedeutet die Erdenergie für uns?

Vielleicht den Unterscheid zwischen gut und schlecht schlafen, zwischen viel und wenig Energie zur Verfügung haben, oder zwischen sich gut oder unwohl fühlen?

Wie „Earthing" funktioniert

An der Erdoberfläche befindet sich überwiegend elektrische Energie. Diese wird durch etwa 5'000 Blitzeinschläge, die pro Minute auf die Erde treffen, mit freien negativ geladenen Elektronen angefüllt. Der menschliche Körper funktioniert durch Elektrizität. Nur dadurch können wir uns beispielsweise bewegen. Wie allgemein bekannt ist, besteht der menschliche Körper zu zwei Dritteln aus Wasser und Mineralstoffen, wenn sie denn vorhanden sind bzw. zugeführt werden. Das Wasser ist ein wunderbarer Leiter von Elektronen. So können die freien Elektronen auf der Erdoberfläche mühelos in unseren Körper gelangen, unseren Körper dem elektrischen Energiepotenzial der Erde angleichen und unseren elektrischen Grundzustand wiederherstellen und erhalten. Beispiel: Sie stehen an einem herrlichen Sommermorgen auf dem taufrischen Gras, welches durch den Tau sehr leitfähig ist.

Wenn Sie barfuß sind, können die freien Elektronen mühelos in Ihren Körper eindringen und Ihren Körper dem Niveau der Erde angleichen. Unsere Batterie an Elektronen wird aufgefüllt. Diese zusätzlichen Elektronen sind für den Körper essenziell wichtig, da sie ihm dabei helfen, in sein normales elektrisches Gleichgewicht zu kommen. Dadurch kann er sich besser selbst heilen und regulieren.

Wozu benötigt der Körper Elektronen?

Auf dem Land und in den Meeren sind Elektronen (negativ gepolt) in einer unvorstellbaren Menge vorhanden und werden nie weniger. Gut für uns, denn sie sind für ein langes und gesundes Leben absolut notwendig.

Im menschlichen Körper gibt es unter anderem auch freie Radikale. Vorweg sei gesagt, dass diese freien Radikale nicht nur schädlich sind, sondern auch für den Körper wichtige Funktionen übernehmen.

Hier nun der Idealzustand: Die positiv geladenen freien Radikale sind Moleküle, die aus einem oder zwei Atomen bestehen, mit einem ungepaarten Elektron, welches an ihnen haftet. Das heißt, ihnen fehlt ein Elektron. Clinton Ober schreibt dazu in seinem Buch *Earthing – Heilendes Erden*: „Normalerweise kommen diese freien Radikale an ihre fehlenden Elektronen, indem sie sie von Krankheitserregern und geschädigtem Gewebe abbauen. Dieses Vorgehen tötet die ‚bösen Bazillen', die man aus dem Körper entfernen will, und spaltet die geschädigten Zellen auf, sodass sie abtransportiert werden können.

Sobald die ‚Wiederherstellungsarbeit' zurückgeschraubt wird, neutralisieren Antioxidantien oder freie Elektronen im Körper die überschüssigen freien Radikale, die während der Immunreaktion gebildet wurden.

Diese Reaktion wird immer dann ausgelöst, wenn Sie krank oder verletzt sind; sie wird als ‚Entzündungsreaktion' bezeichnet. Als Folge davon spüren Sie vielleicht die vertrauten Anzeichen und Symptome einer Entzündung: Schwellung, Rötung, Hitze, Schmerz und – je nach Körperstelle – Bewegungseinschränkung."

Freie Radikale sind also fast überall im Körper zu finden, sehr reaktionsfreudig und sie wollen ihren „Elektronen-Mangel" logischerweise ausgleichen. Wenn nun Krankheitserreger oder krankes Gewebe vorhanden ist, holen sie sich da die fehlenden Elektronen und neutralisieren damit die Erreger und helfen beim Abbau des Gewebes mit. In der Wirklichkeit sieht es aber oftmals anders aus. Meist sind nicht genügend Elektronen oder Antioxidantien verfügbar, welche die freien Radikale nach ihrer getanen Arbeit neutralisieren. Diese „unbefriedigten" freien Radikale können auf den Körper schädliche Auswirkungen haben, wenn keine Erreger und/oder krankes Gewebe vorliegen, bei denen die Radikale ihren „Elektronen-Hunger" stillen könnten. Das heißt, sie greifen nun auch gesunde Moleküle an und zerstören somit gesundes Gewebe.

Freie Radikale entstehen nicht nur bei normalen Stoffwechselprozessen (Oxidation bzw. Reduktion), die im Körper stattfinden, sondern auch durch Rauchen, Alkohol und Kaffee. Des Weiteren durch technische Strahlung wie Handys, PC, Fernseher, UV-Strahlung, durch Röntgenstrahlen, Ozon, Radioaktivität und Pestizide, aber auch Peroxide, die in tierischem Fett zu finden sind.

Stehen Sie nun im Barfuß-Kontakt mit der Erde, können die Elektronen, die von der Erde in einer Vielzahl in Ihren Körper strömen, sich mit den „Single-Radikalen" verbinden. Somit werden diese von ihrer oxidativen und entzündungsfördernden Wirkung abgehalten und neutralisiert; es wird auch kein gesundes Gewebe angegriffen.

Wie bereits geschrieben, hat sich der Körper die freien Radikale zu Nutze gemacht. So spielen zum Beispiel die reaktiven Sauerstoffspezies (ROS) bei einer Reihe biologischer Prozesse eine wichtige Rolle, beispielsweise töten sie Bakterien, die von weißen Blutkörperchen an die verletzte Körperstelle gebracht wurden. Sie greifen aber ebenso gesundes Gewebe an. Werden sie nun durch ein Elektron neutralisiert, richten sie keinen weiteren Schaden an.

Freie Radikale greifen die Zellmembran und Proteine an und können daher eine Zelle stark schädigen. Morgens in den Spiegel und damit einem unaufhörlichen Alterungsprozess in die Augen zu schauen ist ebenfalls den freien Radikalen anzurechnen. Die Suche nach einer einfachen und wirkungsvollen Anti-Aging-Methode beschäftigt ganze Heerscharen in der Kosmetikindustrie.

Dabei wäre eine Lösung doch so einfach… Barfuß gehen!

Wie wir getrennt wurden und wie wir wieder zusammenkommen können

Wir haben uns vor allem durch unsere Schuhe mit Gummi- oder Plastiksohlen von der Welt isoliert. Dadurch, dass wir sie praktisch jeden Tag tragen, werden wir dauerhaft von der heilenden negativen Ladung der Erde getrennt.

Nehmen sie also den Kontakt mit der Erde wieder auf. Ich rate ihnen: Fangen sie ab heute damit an! Beginnen sie mit täglich zehn Minuten, ziehen sie Bilanz nach den ersten zehn Tagen. Sie werden sehen, in dem Artikel wurde nicht zu viel versprochen.

Über den Autor

Peter Echevers H. wurde 1954 in Berlin-Zehlendorf in einer alten Berliner Architekten- und Baumeisterfamilie geboren. Er wuchs im Rheinland auf und war bis zur Mittleren Reife eigentlich ein mittelmäßiger Schüler. Danach entwickelte er plötzlich großen Bildungshunger und schrieb sich in ein Aufbaugymnasium und gleichzeitig am Institut Français ein.

Es folgten zwei gegensätzliche Lehren als Notargehilfe und Tischler; danach ein BWL-Studium an der Rheinischen Akademie und Seminare an einer Schule für Bildende Künste. Daneben absolvierte er als externer Schüler mit Erfolg die Fachhochschule für Seefahrt in Elsfleth bei Oldenburg.

Schon sehr früh zog es ihn zur Literatur. Angeleitet durch das Elternhaus, welches eine beachtliche Büchersammlung vorzuweisen hatte, begann sein Einstieg in die geschriebene Welt, kaum, dass er die ersten beiden Volksschuljahre hinter sich hatte. Mit Beginn der Pubertät begannen auch seine Versuche, selbst zu schreiben. Seine erste Veröffentlichung in der Lokalpresse im Alter von 15 war sein Aufsatz über die „Reise nach Paris"; es folgte mit 18 sein Reisebericht „Auf nach Brasilien" in der Lokalpresse.

Immer wieder unterbrach er seine Tätigkeiten, er konnte dem lockenden Ruf der Ferne nicht widerstehen. Zu groß war seine

Sehnsucht, andere Länder und andere Menschen und Gebräuche kennen zu lernen. So lebte er für längere Zeit in acht europäischen und fünf außereuropäischen Ländern. Aber seine große Liebe ist und bleibt Südamerika, genauer gesagt Brasilien, wo er sich 2002 nach vielen Einzelreisen niedergelassen hat.

Seitdem hat er die Zeit gefunden, sich ganz dem Schreiben zu widmen. 2013 wurde ihm die Ehrendoktorwürde verliehen. Neben über 650 im Internet veröffentlichten Berichten, Aufsätzen und Stellungnahmen hat er bisher folgende Bücher veröffentlicht:

- Die Gaúchos ISBN 978-1-257-96502-1
- Búzios – Mein Paradies ISBN 978-1-4357-8894-7
- Faszination Rio ISBN 978-1-257-95830-6
- Der exzellente Liebhaber ISBN 978-1-257-95244-1
- Die exzellente Liebhaberin ISBN 978-1-257-94957-1
- Konfliktparallelen ISBN 978-1-257-95444-5
- Moderne Lesart ISBN 978-1-257-95674-6
- Der Feminist ISBN 978-1-257-87377-7
- Unvergesslicher Senegal ISBN 978-1-257-97175-6
- Afrikaerfahrung Elfenbeinküste SBN 978-1-257-98790-0
- Der Beweis ISBN 978-1-257-98733-7
- Der Autoresponder ISBN 978-1-4717-0821-3
- Nadelöhr Panama ISBN 978-1-257-99773-2
- Immer wieder Schweden ISBN 978-1-105-02047-6
- Stete Kanaren ISBN 978-1-105-06365-7
- São Paulo ISBN 978-1-105-09363-0
- Das Golfspiel ISBN 978-1-105-02974-5
- Tango – Komplex ISBN 978-1-105-20512-5

- Formel 0-1-in-2 ISBN 978-1-300-05252-4
- Die Paläo-Diät ISBN 978-1-300-13178-6
- Elvis Aaron Presley ISBN 978-1-105-97628-5
- Der Schriftsteller ISBN 978-1-300-20183-0
- Tinnitus... Und nun ISBN 978-1-300-21638-4
- Das Gedächtnis ISBN 978-1-291-20373-8
- Tendenzen 3000 ISBN 978-1-300-67248-7
- Sexy Six-Pack ISBN 978-1-300-80704-9
- Top-Tipp – Fibromyalgie ISBN 978-1-291-36125-4
- Top-Tipp – Nie mehr Geldsorgen ISBN 978-1-300-72028-7
- Blue Light – ISBN 978-1-300-99839-6
- Top-Tipp – Der Kellner ISBN 978-1-304-09023-2
- Top-Tipp – Waiter & Waitress ISBN 978-1-304-10065-8
- Impfen? - Der-zweihundert-Jahre-Irrtum ISBN 978-1-291-52573-1
- Silvio Gesell – Die Revolution des Geldsystems ISBN 978-1-291-52576-2
- Vitamin D3 – Tricks der Pharma-Mafia ISBN 978-1-326-06349-8
- Ein Mann muss Brot backen können ISBN 978-1-291-56517-1
- Slàinte mhath - Schottland aus der Malt-Whisky-Perspektive, ISBN 978-1-291-62424-3
- "Jet de Schnüss jeschwaadt" ISBN 978-1-291-66476-8
- 3D Visualisierungen - Ernstes und Verspieltes in Cinema4D ISBN 978-1-291-95209-4
- Heilen durch Essen - Ernährung für Multiple Sklerose Patienten ISBN 978-1-291-95085-4
- Pharma-Mafia - Ärzte und Patienten im Würgegriff der Arzneimittelindustrie ISBN 978-1-291-90310-2

- Venustropfen ISBN 978-1-291-22324-8
- Die Liebe kommt aus Panamá ISBN 978-1-326-27509-9
- Annegret 1. Teil ISBN 978-1-326-30273-3
- Anne 2. Teil ISBN 978-1-326-40158-0
- Flucht ISBN 978-1-326-45700-6
- Von Mondstaub und von Feenhaar ISBN 978-1-326-58996-7
- Vom Wolkenschloss und von Zaubererbsen ISBN 978-1-326-66370-4
- Phalluskult ISBN 978-1-326-73147-2
- Mit Wildkräutern gegen den Krebs ISBN 978-1-326-73148-9